JN056314

つむじまがりの神経科学講義

小倉明彦

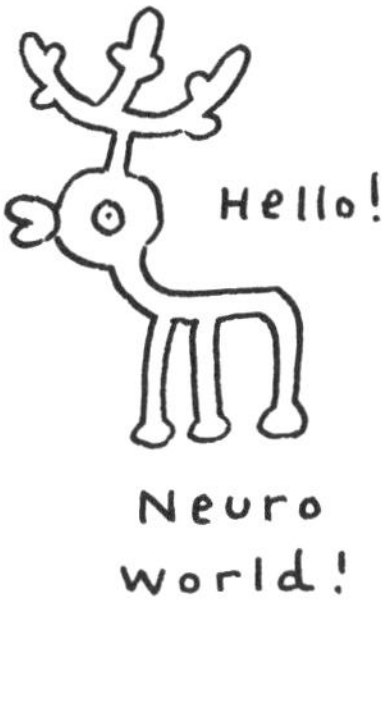

デザイン　寄藤文平＋古屋郁美（文平銀座）
本文イラスト　はしゃ

まえがき

この本は「つむじまがり」です。

第一に、神経科学の解説書を装いながら、そのごく一部しか扱いません。ふつう、「神経科学」と名乗る本は、まず「構造之部」として、解剖学、細胞学、生化学、遺伝学、発生学、生理学、……を、本の厚さに比例して詳細さこそ違いますが、まんべんなく説明します。ついで「機能之部」として、感覚、運動、恒常性、高次機能（記憶、行動、感情、意識）、……、と欠落なく解説します。しかし、この本では、解剖学と生理学をちょっとと、あとは記憶の話しかいたしません。できないんだろう、といわれると、「うっ」とたじろぎますが、それでも自分が直接研究する分野以外も講義で解説するくらいのことはできますし、してきました。でも、ここではしないんです。なぜか。それは、教科書ではないのをいいことに、自分の興味に従いたいからです。

第二に、通説に異を唱えます。30年以上神経科学研究に携わっていると（大学院生時代の原生動物の興奮の研究も、広い意味での神経科学とみなせば、計40年以上になります）、さすがに自分なりの見方というものも生まれてきます。しかし、それを、講義で堂々と語るわけにはいきません。学生が卒業してよそに行き、こんな風に教わりましたといって、叱られたり笑われたりしたら、申し訳が立ちません。ですから、講義では自説を抑えて、定説を語りました。1学期15回各回90分の講義のうち、自分の研究テーマである「記憶のしくみ」については、最後の1回話すだけ。しかも私たちの研究成果について話すのは、そのうちの30分程度。あとの14回と3分の2は、学生がよそに行って「ちゃんと習いました」と言えるように、オーソドックスな定説を語ってきました。しかし、幸い（？）先年大学を定年退職して、もはや定説を語る義務はなくなりました。

また、学界で自説を強弁すれば「敵」ができます。敵をつくれば研究費獲得に響きます（かといって定説ばかり語ったのでは、独創性のないやつだということになり、やはり研究費に響くので、その間合いが難しいのですが）。しかし、退職して研究費獲得競争から逃れた今は、もう怖いものはなくなりました。というわけで、この本では自説（たとえば「ＲＩＳＥの発見」P.161や「記憶のしくみについての私の考え」P.194）を語ります（といいながら、それほど奇矯な説でもないのは、私の独創性の限界です）。

開き直るようで恐縮ですが、神経科学の一部しか語らないこの本にも、読んで役立つことがあります。それは、神経科学研究の現在の到達レベルがわかるということです。記憶の研究は、神経科学の諸課題の中で、解明がとりわけ進んでいるわけでも、とりわけ遅れているわけでもありません。記憶のしくみについて、ここまでわかっているが、ここから先はまだわからない、こんな説があるが、正しいかもしれないし誤りかもしれないという、その解明のレベルは、他の課題についても、ほぼ同じだといえます。

たとえば、感情（動物には気分をきけないので、行動で判断するしかないため、情動といいかえますが）のしくみも、同じくらいすでにわかってきていますし、同じくらいまだわかっていません。この本の第3章で、記憶の障害である認知症の研究の現況について触れますが、感情の障害である気分障害（うつ病）の研究の現況も、ほぼ同レベルで、すっかりわかったわけでもなく、全然わかっていないわけでもありません。統合失調症（分裂病）や自閉症についても同様です。ですので、それらの課題や病気について格別の関心がある方は、それぞれの専門の先達が書かれた本を読んでいただかなくてはなりませんが、それらを読んだとしてえられるだろう「わかった感」は、この本を読んで記憶についてえられるだろう「わかった感」と、レベル的には（あまり）変わらないはずです。

この本は「神経科学」と名乗っています。

世の中で、「神経科学」と同義とみなされることが多いことばに、「脳科学」があります。しかし、神経科学《ニューロサイエンス》と脳科学《ブレインサイエンス》には違いがあります。「そりゃ違うだろうよ、脳は神経の一部で、神経には脳以外の部分、脊髄や末梢神経もあるんだから」（それはその通りですが）というのではなく、ここでいうのは、これらのことばの使われる状況やニュアンスの違いです。

いわゆる脳科学は、脳の機能や病気について、X線CT（計算機支援断層画像）やMRI（磁気共鳴画像）、PET（陽電子放射断層画像）などのビジュアルなデータを駆使し、テレビなどのメディアを介して、一般の人々に「わかりやすく」伝える、一種のポピュラーサイエンスというニュアンスが強いものです。脳科学ではこの「わかりやすく」が重要で、論理より直感を重視します。意見が分かれている問題は、もし「わからない」といったら「わかりやすく」なくなるので、どちらかに断定します。

しかし、神経科学は「わかりやすい」ことより、観察の正確さや論理の整合性を優先します。サイエンス志向といってもいいでしょう。たとえば因果関係（どちらが原因でどちらが結果か、あるいは無関係か）にこだわります。わからないことは、わからないといわざるをえません。

脳科学では矢印を多用します。「前頭前野→帯状回→海馬」とか「短期記憶→長期記憶」とか「経験→判断」とか「動物の本能→人間の尊厳」とか（これらの用語は、本文でおいおい説明します）。しかし神経科学では、その矢印をいちいち「何だ、それは」と問い直します。神経情報伝達の順路のことなのか、時間の経過なのか、概念上の相互関係なのか、とくに意味のない説明順なのか。すこぶるシチメンドウです。この本は、そこをなんとか「ケムに巻かず」という試みをしたいと思います。そこがまた「つむじまがり」なわけです［※1］。

※1　では、間をとって「脳神経科学」といったらどうか、という案はありうる。だが「脳神経《ブレインナーブ》」には、すでに別に定義がある。嗅神経や視神経など、各器官にむけて脳から直接出ている左右10対（ヒトの場合）の神経束《そく》をいう（これに対して、触覚や痛覚などを伝える神経束や自律神経は、脳ではなく脊髄周囲から出ている）。だから「脳神経」科学は使えないのだ。「神経学《ニューロロジー》」という語もある。しかし、これは神経痛やてんかんなどの診断・治療に関する臨床医学の一部門をさす語として使われている。だからやはり使えない。結局「神経科学」に戻る。なお、本書では、今ここでしているように、本文中に書き込むと文脈が屈折してワケがわからなくなるおそれがある記述には、傍注《NOTES》を用いる。しかも多用する。それは『なんとなく、クリスタル』世代の習性かもしれない。これらはいちいち参照せず、まず飛ばして読むことをお奨めする。で、気になったときにかぎって、戻って読んでいただきたい。

なんだかいいわけがましくなってきました。ここのところで「じゃ、読むのやめた」と言われる前に、本文に入りましょう。

目次

第2章　記憶のしくみ

01・記憶の貯蔵

02・神経伝達の可塑性

03・神経回路の可塑性

02・ストレスと記憶障害

03・スーパー記憶

04・細胞移植は記憶障害の解決策になるか

つむじまがりの
神経科学講義

第1章

神経系とは何か

この本は教科書ではありませんから、お勉強はなるべく減らして、私と読者の興味のある話題に早く進みたいと思います。しかし、それをするにも、いくらかの用語と、神経科学の基礎知識の説明は必要です。この章では、そうした基本を解説します。読み飛ばしても結構ですが、がまんして読んでおいた方が、あとあと楽だと思いますよ（って、脅しかい）。

神経科学の用語といっても、自然科学の他の分野の用語と違うわけではありません。化学ではAと呼んでいるものを、神経科学ではBと呼ぶ、などということはありません。いや、ちょっとあるかな［※1］。ただ、日本の科学用語全体に共通する風習ですが、日常用語を避け、ふだん使わないイカメシい言葉を使いたがります。日常用語の周囲にまとわりついている語感や善悪の価値観を排除して、先入見のない議論をするためなのでしょうが、英語ではそんな配慮はせず、日常用語をためらわず使います。たとえば、脳・脊髄を、日本の科学用語では中枢（神経系）といいますが、英語ではセンターです。ショッピング・センターと同じです。だから市民にもわかりやすいのです。日本科学界の伝統にも一理ありますが、それが世の中の人を科学から遠ざけてもいますね。

いや、余計な話をしました（この本では、このように随所で横道に入ります、ごめんなさい）。

それでは本題に入りましょう。

※1 細長い糸のような構造を、一般にセンイという。世の中ではふつう繊維と書くが、神経科学・医学では線維と書くことがある。なるべくやさしい字にしてやろうという親心とも思えなくもないが、「繊」の字は小学校で習うし、差別的なニュアンスもない。私は断然、ふつう感覚で繊維を使うことにする。そういえば、細胞表面に生えている細い毛状の突起をふつう繊毛というが、これにも神経科学・医学では線毛の字をあてる。親心はよほど線細なようだ。

01 神経系のなりたち

神経系の起源

生物が、細胞1個単独で水の中を泳いで暮らしているうちは、感覚（つまり、環境情報の取得と処理）も、運動（つまり、情報処理の結論として情報源に向かうか逃げるかの選択）も、1個の細胞の中でやりくりしていたわけです。エネルギーの生産も、配偶相手を見つけて子孫を残すことも、何から何まで1個の細胞でやらなくちゃいけない。大変な作業です。頭が下がります。ですから、あなたがもし「お前は単細胞だ」とののしられたら、「そうか、俺は独りで何でもやれる男と認められたんだ」と胸を張りましょう。

それはともかく、やはり独力で何から何まで全部やるのはしんどかったのでしょう、分裂して2個に4個になっても離れない生物（多細胞生物）が出てくると、4個が4個、みな同じことをするより、「なあ、分業しようや」ということになります。感覚は感覚細胞が、運動は運動細胞が専門にやる。最初はその二分業だったでしょうが、細胞数がもっと増えてくると、第3の中継細胞が出てきます。だって、たとえばエサの匂いを感知したら、それを体を伸ばすための運動細胞に伝え、敵の匂いを感知したら、今度は体を縮めるための運動細胞に伝える、そうした選択（判断の萌芽ともいえる）があったほうが好都合だからです。この中継細胞こそ、神経細胞の起源です。

と、進化を見てきたようなことをいいましたが、実は見てきました。今いったように単細胞生物はみな感覚兼運動の「二刀流」細胞ですが、ヒドラ（刺胞動物）のような原始的な体制を今に残す動物を見ると、感覚細胞と運動細胞（表皮筋細胞）の二分業の部分もありますし、感覚細胞と中継細胞（神経節細胞）と運動細胞の三分業の部分もあります［※1］。まさに、今いったような進化の歴史をほうふつさせてくれるのです。

あとの章でまた説明しますが、情報リレーの方法には二通りあります。一つは細胞と細

※1　小泉修（2016）神経系の起源と進化 比較生理生化学 33:116-125.

胞を小さなトンネルでつなげてしまう方法です。もう一つは、情報の流路に沿って上流の細胞が、特定の「伝達物質」を放出し、下流の細胞がそれを「伝達物質受容体」という細胞表面のタンパク質で受ける方法です。前者の方法より、後者の方法のほうが、何というか「凝っている」ので、進化がかなり進んでから発明されたように思われるかもしれませんが、たぶんそうではありません。

現生の単細胞生物は、エサを感知するのに、核酸やタンパク質の分解産物を検知するセンサーを備えて使っています。また、エサを摂って消化したら、不要な代謝産物を排出・廃棄するしくみをもっています。現生ではない、私たちの先祖の太古の単細胞生物も、きっと同じだったでしょう。エサを感知するセンサーを持たず、行き当たりばったり偶然に任せていたやつは、センサーを備えて捕まえにいく生物との競争に勝てっこありません。また、エサをとってエネルギーと必要な栄養分を得たら、いらない廃物は排出したはずです。さもないと、細胞中ゴミ屋敷になってしまいます。身軽なやつとの競争に負けたでしょう。

そこで、私たち現生の「高等」動物が使っている伝達物質を見てみましょう。まず、グルタミン酸、アスパラギン酸、グリシン、これらはタンパク質の分解産物、アミノ酸そのものです。ガンマアミノ酪酸（GABA: Gamma-AminoButyric Acid）、ドーパミン、アドレナリン、セロトニン、ヒスタミン、これらはアミノ酸をワンステップかツーステップ代謝しただけの、初段分解産物です。アデニル酸、アデノシン、これらは核酸の分解産物です。アセチルコリン、ステロイド、これらは脂質の代謝産物です。みーんな単細胞時代の「エサ信号」ではありませんか。そしてまた、自分がエサをとって消化した後、廃棄する代謝産物（つまりフン）ではありませんか。ですから、神経伝達物質の放出機構と受容体は、単細胞生物時代の生存装置をそのまま流用した、と考えて間違いないでしょう［※2］。そうだと知ると、脳・神経系なんてエラそうなことをいっても、単細胞生物が数珠つなぎに並んで、エサとフンをやりとりしているんだとみることができます［挿図1］。

※2　代謝産物の流用ではなく、情報伝達専用に新規に合成される伝達物質も、なくはない。たとえば、ペプチド（タンパク質とは、多数のアミノ酸が鎖状につながった物質だが、連結アミノ酸が100個程度以下のミニタンパク質を、ペプチドと呼ぶ）型の伝達物質はそれである。これらの多くはホルモンとしても使われている。ペプチド性伝達物質では、一つのタンパク質の中にいくつもの伝達物質がつながって入っていて「切って使う」ことがある。このあたりも何となく廃物利用っぽい。

神経細胞あるいはニューロン

脳は「ノーミソ」とも呼ばれますが、味噌ではありません（当たり前か）。神経細胞の集団です。しかも、極めて秩序正しく組み立てられた構築物で、細胞が甕《かめ》にめちゃくちゃに詰め込まれているわけではありません。カニミソだって味噌ではなく細胞の集団ですが、その秩序性は脳よりはるかに低いので、あれはミソと呼んでもいいでしょう（なーんてカニ差別か）。

秩序ってどんな秩序か。一つの例を挙げると、たとえばヒトの脳は、［挿図2］のようにシワシワに描きますが、このシワはいい加減のように見えて、いい加減ではないのです。ものすごく細かく見れば個人差もありますが、だいたいのところは、世界中全人類みな一緒です。だから、谷（溝《こう》という）にも尾根（回《かい》という）にも一つ一つ全部名前がつけられています。脳出血があったとき、「左半球で、前からちょうど真ん中くらい、上から2／3くらいのところの溝の内側」ではなく「左横側頭回《ひだりおうそくとうかい》」（機能的には聴覚担当領域です）といえば、すぐに手術に入れます。落語では「寿限無寿限無《じゅげむ》」といっているうちに、長助さんは手遅れになっ

図 1：神経系の起源

前の細胞の排出した代謝産物(フン)を次の細胞がエサ信号として感知する。
なお、細胞膜が破れているようにみえるのは、デザインなのであしからず。

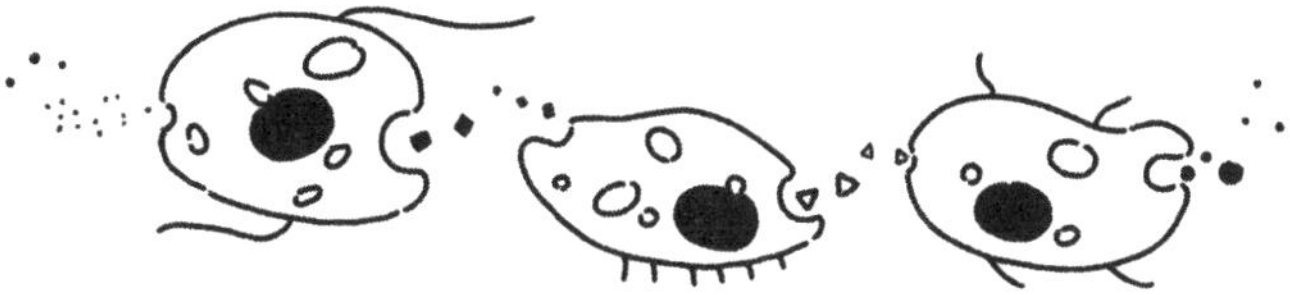

図 2：ヒト脳の外観

脳を左側から見たところ。いい加減に描いたようで、実は正確。

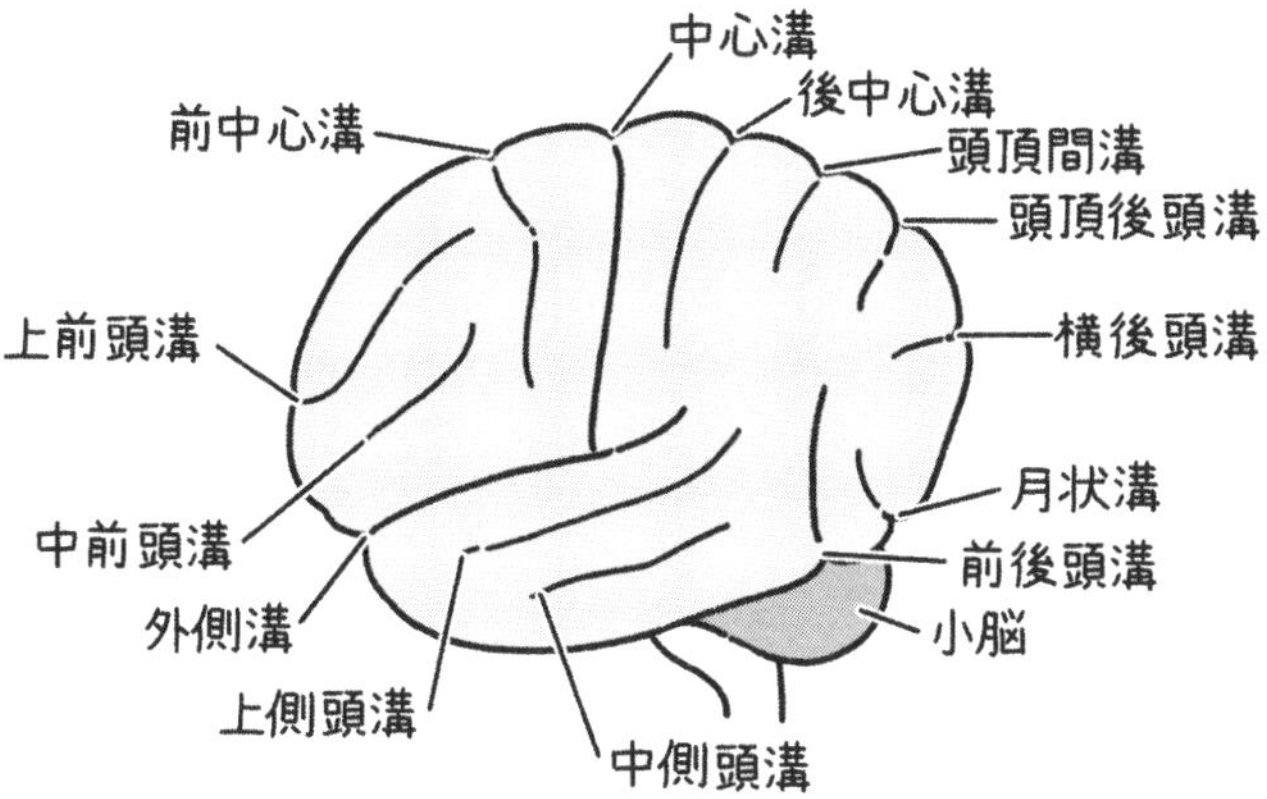

てしまいましたね。

脳の中身についても同様です。領域に応じて特有の形をした神経細胞が規則正しく並んでいて、たとえば、［挿図3］は、海馬《かいば》というこの本で今後頻繁に登場する部分の断面図ですが、歯状回《しじょうかい》という部分には顆粒《かりゅう》細胞という神経細胞が、またアンモン角《かく》という部分には錐体《すいたい》細胞という神経細胞が、実にきちんと整列して並んでいます。医学科や生物学科の学生は、実習で脳の標本をつくって顕微鏡を覗いたとき、ひとしなみに「わあー」と感嘆の声を上げます。上げないやつも時折いますが、そういうやつは見込みがありません。科学の推進力は論理ですが、原動力は感動ですから。

話は飛びますが、海馬というのは、海神ポセイドン（ネプチューン）の乗っている、2頭立て馬車の馬のことです。海神を乗せて海の上を走るのですから、ふつうの馬ではありません。前足はヒレになっており、後半身はウミヘビになっています。翼もついているようですが、飛びはしません。なぜって、海神は立って乗っていますので、いきなり飛ばれたら落車します。ローマの「トレビの泉」に行ったら、ぜひ横に回ってみてください。ウェブの写真は正面から撮ったものばかりで、後半身がわかりません。で、脳の海馬は、この2頭立ての馬車（海馬車だな）で並んでいるウミヘビの後半身二つに見立てた命名です（他の説も

図 3：ヒト脳の断面

A：図 2 の後中心溝付近での前額断（オデコに平行に切った断面）。
B：A のうち海馬部分の拡大図。嗅内皮質浅層から出発して、ぐるっと回って戻ってくる。

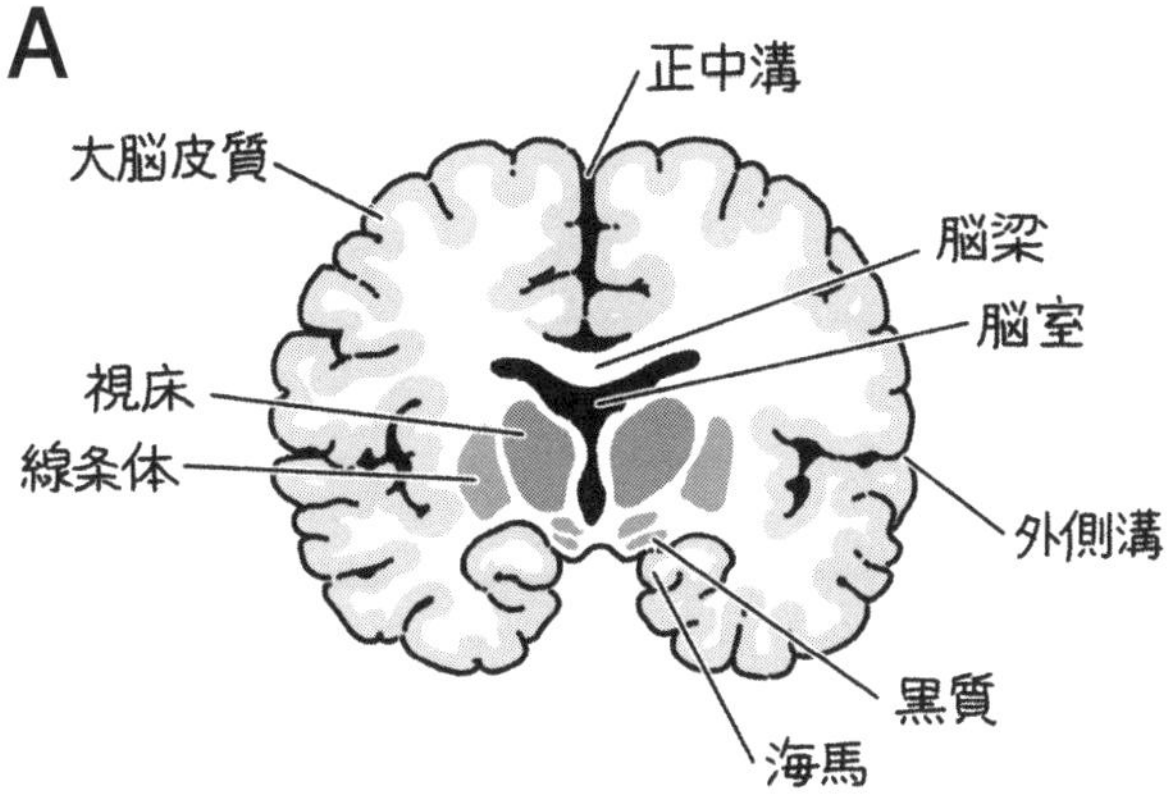

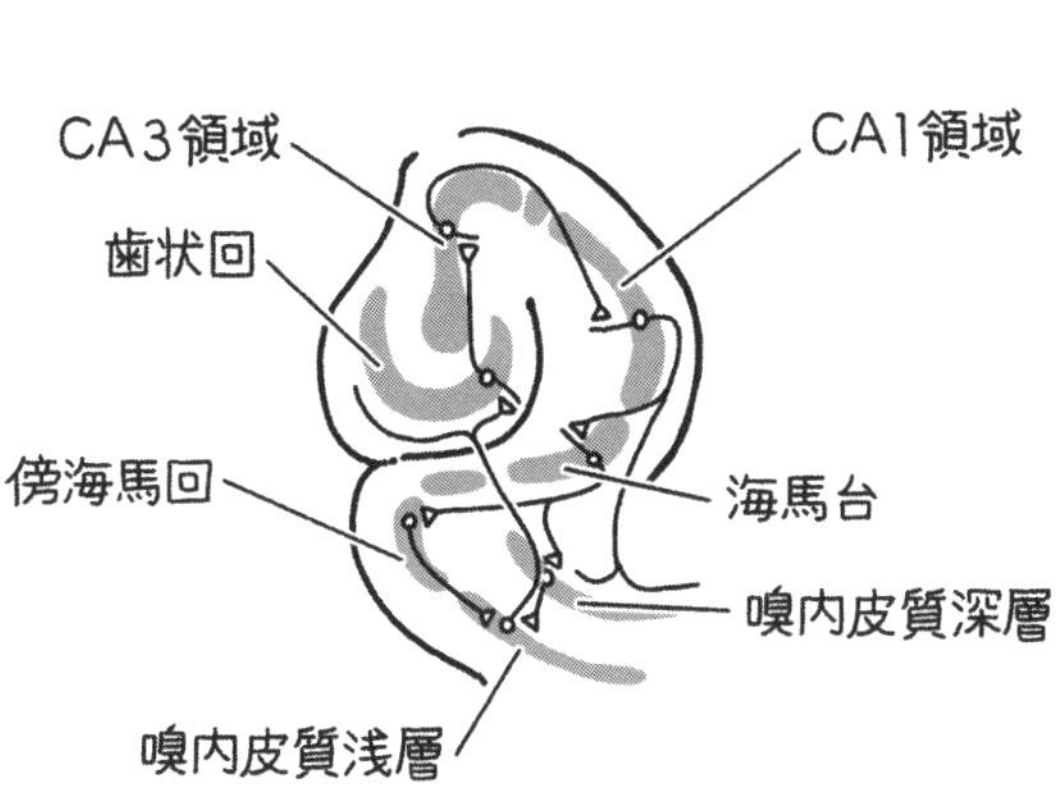

ありますが）。それから、アンモン角のアンモンというのは、エジプト神話の羊頭の太陽神のことで、海馬の断面でクルリンと巻いている形を、羊の角になぞらえたものです。化石のアンモナイトも、このクルリン巻きにちなんだ命名です。そうそう、化学物質のアンモニアは、リビアのアンモン神殿の周辺で、アンモニウム塩《えん》を含んだ鉱石が多く産出したことにちなみます。ここらへん、昔の学者は教養がありましたねえ。

日本の学者だって負けてませんでした。わが大阪大学の公式ゆるキャラ（２０１８年度「全国ゆるキャラグランプリ」でエントリー５０７件中堂々27位！）は「ワニ博士」といって、豊中キャンパス造成中に、巨大ワニの化石が発掘されたことを記念しているのですが、この化石ワニの学名は「*Toyotamaphimeia machikanensis*」、つまり「待兼山の豊玉姫」とつけられました。豊玉姫というのは、日本神話の海神、豊玉彦命《とよたまひこのみこと》の娘で、実はワニなんですね。で、お産するとき、夫の火折命《ほおりのみこと》（海幸彦・山幸彦の山幸彦）に「覗いちゃダメよ」と念押ししたんですが、覗かれてしまい、怒って実家（海ですね）に帰っちゃった姫です。ほら、ワニの化石にふさわしい名前でしょ。ちなみに、その赤ん坊鸕鶿草葺不合命《うがやふきあえずのみこと》の子、彦火火出見命《ひこほほでみのみこと》が神武天皇です。阪大ついででいうと、海神ポセイドンが持っている三つ叉の槍が trident で、阪大アメフト部の愛称です。

図４：神経細胞の概念図

樹状突起はもっともっと枝分かれし、軸索はもっともっと長い。

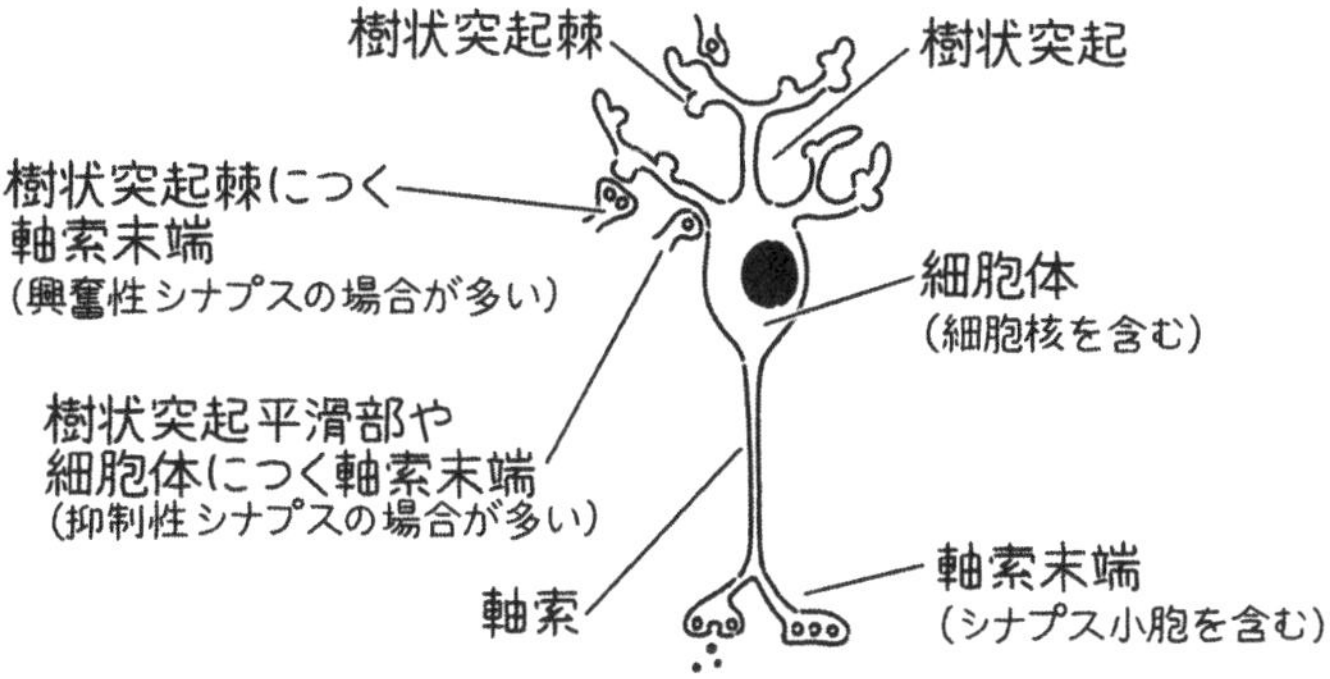

話を戻しましょう。すべての生き物の体は細胞でできているのですから、神経細胞も当然細胞です。遺伝子を格納した核があり、タンパク質を合成するリボソームがあり、エネルギーを生産するミトコンドリアがあります。その点は、皮膚の細胞とも肝臓の細胞とも一緒です。が、神経細胞には他の細胞にはない特徴があります。それは2種類の長い細胞突起をもつことです［挿図４］。

　その一つを樹状《じゅじょう》突起といいます。神経細胞は互いにネットワークを作って情報をやりとりしているわけですが（それについては、これからおいおい話します）、樹状突起とは、ネットワークの上流の細胞から情報を受ける入力装置、いわばアンテナです。樹状というように、たくさんに枝分かれして、その枝や葉で多数の上流の細胞からの情報を受けています。もう一つの突起を軸索といいます。これは次の細胞に情報を伝える出力装置、いわば出力ケーブルです。さきほど樹状突起を木の幹や枝にたとえたのですから、軸索の方も同様に、木にたとえて根状《こんじょう》突起と呼んだらよさそうですが、なぜかそうは呼びません。

これらをまとめて［挿図4］のような概念図を描きますと、「どんな細胞だって真ん丸じゃないんだし、そのくらいの凸凹《でこぼこ》はあるだろうさ」と思うかもしれません。でもね、ためしに実際の様子を、縮尺通り描いてごらんなさい。たとえば、脚のふくらはぎの筋肉（腓腹《ひふく》筋）に収縮指令を出す運動神経細胞を、100倍に拡大描画するとしましょう。出発点の細胞体（核のある部分）は、脊髄内にあって実際の直径が約0・02㎜ですから、直径2㎜の円で描くことになります。すると、そこからふくらはぎのほぼ中央まで伸びる約1mの軸索は、100mに描かなくてはなりません。わー、すごいでしょう。実に直径の5万倍の長さですよ。なんとも奇妙な形じゃないですか。

こうした突起は、もちろんそう簡単に切れたりしないよう、保護されてはいます（後述のグリア細胞が取り巻いています）。ですが、やっぱりときどきは切れて、情報を伝えられなくなることがあります。私は、数年前「あら、ガンができてますね」といわれて、手術を受けたり抗がん剤を点滴されたりしたことがあります。その抗がん剤カクテル（チョップ）の一成分に、微小管という細胞内の繊維を壊す薬（ビンクリスチン、商品名のオンコビンがCHOPのO）がありました。微小管は、細胞分裂に使われる繊維なので、これを壊して、さかんに分裂するがん細胞をやっつけようというねらいですが、がん細胞だけじゃなくて、他の増殖する細胞、たとえば毛根で髪の毛をつくっている細胞もやられちゃいます。抗がん剤治療（化学療法）で、髪の毛が抜ける副作用はこれです。それはまあいい（よかないけど、私の場合、がんになる前から減ってましたから、あんまり違わないと諦める）として、微小管は神経細胞の軸索の芯にも使われています。ビンクリスチンで、がん細胞もやられたでしょうが、指の感覚神経の軸索もやられました。パーティでワイングラスを手に持っている感覚が鈍くなって、目でちゃんと見ていないと落とすようになってしまいました。だからといって、飲むのを自粛はしませんでしたけど。

なお、このように、神経細胞も細胞には違いありませんが、神経科学では、生温かくウエットな生きた細胞というより、情報伝達・情報処理の単位・素子と見なして、ドライに扱うことも多いので、そういうとき、「ニューロン」と呼びます。ニューロンには「神経元《げん》」という訳語もあったのですが、今は誰も使いません。「ニューロン」と「神経細胞」

は、指している対象は同じですが、ニュアンスが違います。この本では両方使います（実は、使う方も、あまり差を意識せず、気分しだいで使い分けます）。

グリア細胞

前のページでちらっとふれましたが、脳は、神経細胞だけでなくグリア細胞という細胞とともに成り立っています。正確な数は数え切れませんが、グリア細胞の方が神経細胞より多く、控えめに見積もっても2倍、多めに見積もると10倍くらいあります［※3］。ニューロンとグリアは、もとが共通な（胎児期に同じ細胞から分裂してふた手に分かれた）姉妹細胞なので、いくつかの点で共通の性質をもっていますが、いくつかの重大な点で違います。一つの重大な違いは、増殖するかしないかです。

ヒトのニューロンの数は、オギャーと生まれたときかその直後くらいが最多で、あとは減る一方です。ほら、夜、床に就いて耳を澄ますと、ニューロンの死んでいく音がプツプツと聴こえるでしょ（冗談です）。ニューロンは死んだら基本的に補充はありません。脳のいくつかの部位では、大人になってもニューロンが増殖を続けている、とする考えもあるのですが、それについては、あとで（「神経細胞の増殖」P.51－）もう少し詳しく紹介します。ニューロンが増殖しないのと対照的に、グリア細胞は増殖します。脳が外傷を受けたり、脳出血でニューロンが大量死を起こしたりすると、グリア細胞が増えて欠損部を埋めます。

第2章で私の仕事を紹介しますが、私は研究材料に培養したネズミの脳を使っています。培養とは脳の一部を体外に取り出して、酸素や栄養を与えて生かすことです。このとき、ニューロンは、取り出したときから減りこそすれ増えませんが、グリア細胞はバンバン増えて、培養皿（昔はシャーレとドイツ語で呼びましたが、今はディッシュと英語で呼びます）の底を覆います

※3　昔、少年雑誌などには「君は脳細胞の1割しか使っていない、これを働かせれば君も天才だ」というような記事がよく載った。これはおそらく、脳細胞の10分の1がニューロンで、10分の9がグリアだという話から出た都市伝説だと思われる。だが、何とかすればグリアがニューロンに変わるわけではないし、本文に書いたようにグリアはグリアとして職責を全うしている。なお、ニール・バーガー監督の『リミットレス』（2011年公開）では、「これを飲めば働くニューロンが20％から100％に増える」薬NZT48（NGT48ではない）を飲んだ貧乏作家が大変身して大儲けする。かの都市伝説は、アメリカにもあるらしい。

（がんではありませんから、無限に増え続けるわけではなく、底面を覆ったところで増殖は止まります）。

グリアとは、英語の糊 glue にあたるラテン語で、その意味をとらえた「神経膠《こう》」という訳語があるのですが、膠の字を読めない・書けない学生が増えたうえ、そもそも膠《にかわ》とは何かを知らない学生も増えてしまい、今はあまり使われません。ただ、古典的接着剤としてのニカワは、動物の骨や皮や腱のコラーゲンから採りますので、コラーゲンを膠原《こうげん》と訳したのは、音と意味が一致した名訳で、コラーゲンに対する自己免疫疾患 collagenosis を、今も膠原病《こうげんびょう》と呼びますから、まだ当分の間は死語にはならないでしょう。「こうげんびょう」って、軽井沢に避暑に来られた御令嬢の病気じゃありませんよ。そうそう、コラーゲンと貼り絵のコラージュは語源が同じですね。

そのグリア細胞は何をしているのでしょうか。グリアには何種類かあり［挿図5］、一つはアストログリアという種類です。アストロとは星という意味で、星のような多角形をしているのでその名があります［※4］。だから「星状膠《せいじょうこう》」と日本語訳されましたけれど、今は誰もそう呼びません。やっぱり膠原病以外では、膠は死語だな。働き者の細胞で、まず、血液中の栄養物（ブドウ糖とかアミノ酸とか）を神経細胞に運び込みます。この輸送は一種のフィルターの役目も果たしていて、血液中の物質が直接神経細胞に触れないようにしていま

図５：グリア細胞の種類

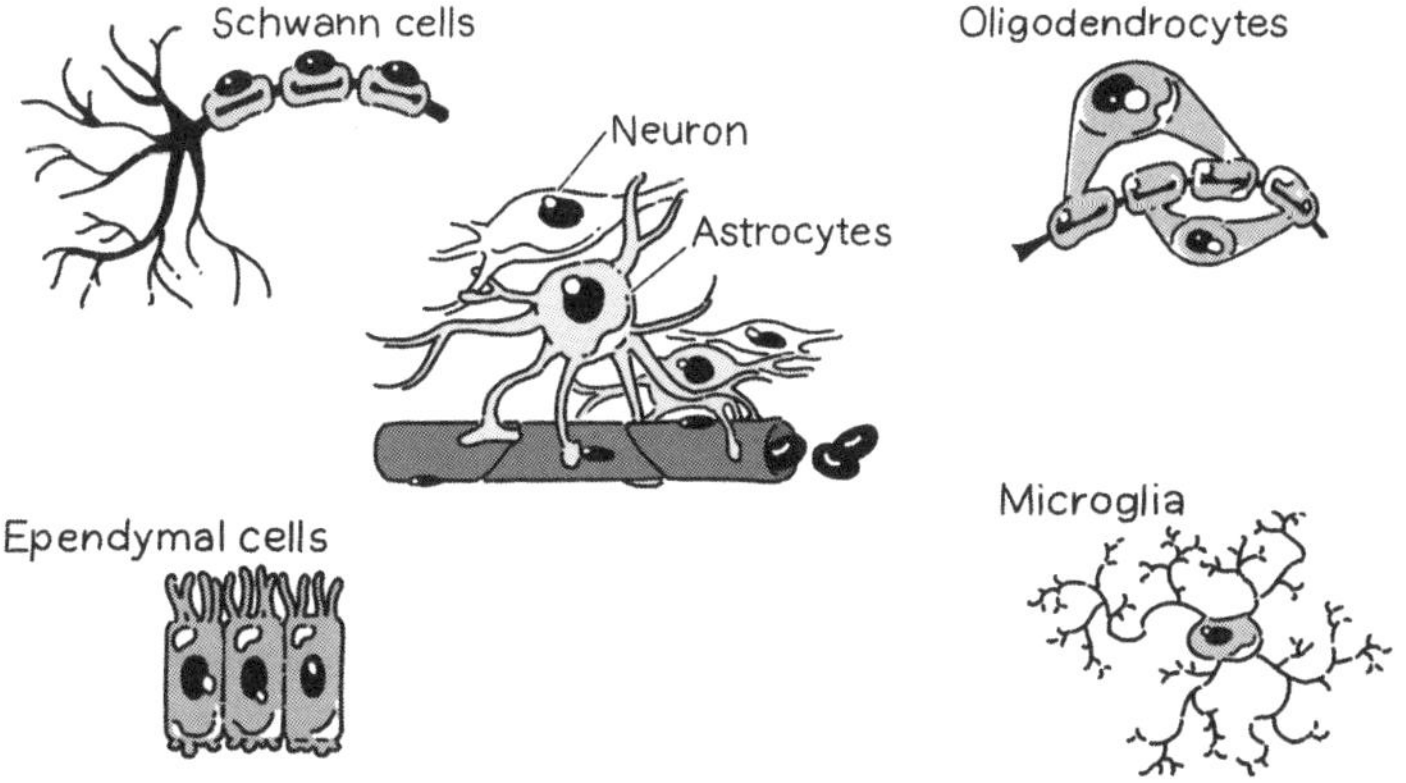

す。これを脳血液関門といいます。さっき説明したように、神経伝達物質の起源は食物の代謝産物ですから、血液には伝達物質やその原料がいっぱい入ってます。それらが神経細胞に直接効いてしまったら大変でしょ。

また、アストログリアは、神経が働くうえでの環境を整えたり、役目を終えた伝達物質を取り込んで伝達に区切りをつけたりもしています。しかし、興奮して情報を伝達したり、回路をつくったりの、神経細胞のような派手な立ち回りはしません。ですから、長らく「つまらない細胞」として、研究者から無視されてきました。しかし、最近になって、神経機能に重大な影響を与えるタンパク質を作っていて、それを活動した神経細胞に、「たいへんよくはたらきました」と、ご褒美よろしく分配するという役割も見つかって、一転して「脳の陰の支配者」視されるようになり、研究者も増えています［※5］。「いま、グリアがトレンディ」です（通じるか、ギリギリか）。

第二の型のグリアは、オリゴデンドログリアといいます。オリゴは「少数の」、デンドロは木の枝という意味ですから、むりやり訳して「希突起膠《きとっきこう》」と書いている教科書もありますが、現場では誰もそう呼びません（そういえば、希望というのは「まれな望み」だから希望なので、アイドルが「ふつうの女の子に戻りたい」などという望みは、希望とはいえないんですね）。このグリアは、神経軸索の周囲に巻きついて、混線を防ぐ役割をしています。要するに電線のビニール被覆と同じです。この被覆には、混線を防ぐだけでなく、電流の洩れを減らして軸索の興奮伝導の速度を上げる働きもあります。

第三の型のグリアは、エペンディマといい、「上衣《じょうい》」と書く教科書もあります（この訳語は今もときどき使われます）。これは、次節で話す神経管の内壁を覆っていて、繊毛で脳脊髄液を循環させています。神経組織を培養したとき、シャーレの底からはがれたエペンディマが、ピロロロローと視野を行き交うので、初心者は「うわ、雑菌が混入した」とびっくりしますが、大丈夫、ひょうきんな愛されキャラです。

第四のグリアは、ミクログリア（「微小膠《びしょうこう》」と訳されます）といって、脳に侵入してきた外敵や、何らかの原因で死んだ神経細胞やグリア細胞の死骸をパクパク食べて片付ける、防衛隊です。他のグリアとちょっと様子が違ううえ、働きが白血球と似ているので、これはグリアではなくて血管壁から脳内に抜け出てきた白血球細胞なんじゃないか、という説もありますが、現在はそれとも違う独立の起源をもつ細胞だと考えられています。

※4　大リーグのアストロズは、その本拠地ヒューストンに宇宙探査の拠点NASAがあることにちなむ。野球といえば、昔（1972年連載開始）少年ジャンプに『アストロ球団』という野球マンガがあった。ブッ飛んだ超人プレーヤーが破天荒な秘技を次々と繰り出すストーリーで、もう野球マンガとはいえない。何しろ、あまりの展開に収拾がつかなくなり、作者自身が途中で降りてしまったくらいだ。4年間の連載で3試合しかしなかった。マンガといえば、『鉄腕アトム』が米国で放映されたとき、『アストロボーイ』と改題された。アトムと星に直接関係はないのだが。

※5　そうしたグリア観転換の契機に、私自身のグリア細胞膜上の伝達物質受容体の発見があり、ちょっとちょっと自慢である（Ogura A, Amano T (1984) Brain Res 297:387-391.）。

メーキング・オブ・脳

私たちヒトを含む「脊椎動物」の脳は、受精後の発生の早い時期に、背中の皮膚が陥没して作られます。正しくいえば、皮膚もまだ皮膚になる前のことですから、「皮膚になる予定の部分の一部が」というべきですが。陥没した部分は、丸く閉じて管になります。この管を神経管といいます。つぎに、その管の前端部が膨らんできます。それは、後ろの部分より細胞増殖が盛んだからで、やがて三つの膨らみができます。これが脳の起源です［挿図6］。何のために三つ膨らむかというと、最前端の膨らみは、将来「匂い」情報を処理するため、2番目は将来「光」情報を処理するため、3番目は将来「振動」情報を処理するためです。まだ初期も初期の段階ですから、将来の準備として細胞を増やしているわけです。

なんで神経管の前端部が膨らむのか、中央部でもよかろうに、と考えるのは浅はかです。将来動物が独り立ちして前に進むようになれば、新奇な情報は前端から入ってくるでしょう。入ってきた情報を後ろに送って、のんびり処理するようなトロい動物は、もしいたと

図6：脳・脊椎の成り立ち

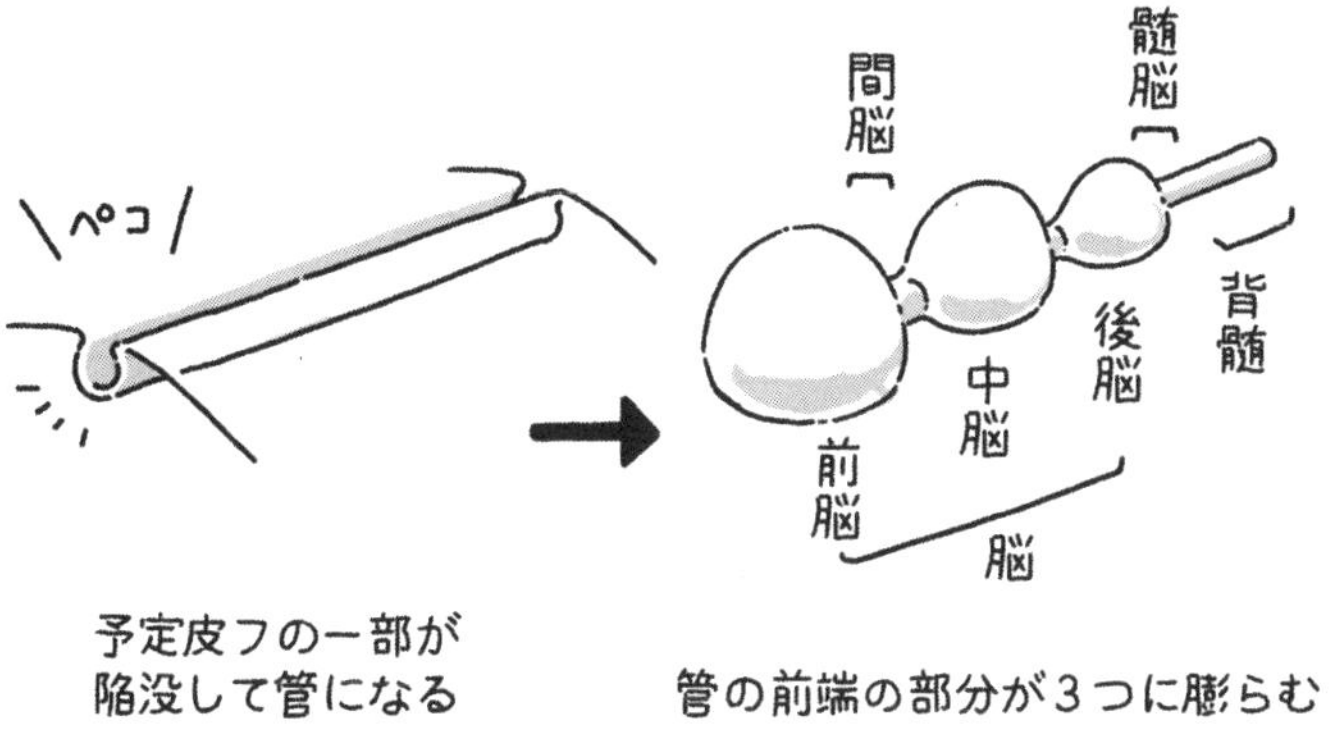

しても食われて滅びます。いや、前にではなく上に進むようなドローンみたいな動物なら、中央部が膨らんでもいいだろう、って？　あのね、その時は、その上を前と呼ぶことになるんですから、同じです。ただ、体が非常に大きいとか、非常に細長いとかの動物では、後ろの方は後ろの方で自治してくれ、ということで、後ろの方にも膨らみ（高増殖域）をもつことはあります。

その後の発達を追いましょう。前から2番目の膨らみ（中脳）の前部からは、上下左右に膨らみが飛び出します。左右に飛び出した脳突起が顔の皮膚（これもまだ皮膚になる前なので「皮膚の素」ですが）に近づくと、皮膚がそれに応えて陥没し、球を作ります。これがやがて眼のレンズになり、脳突起が眼の網膜になります。いにしえ人は「目は心の窓なり」といいましたが、全くその通りで、眼は脳の一部なのです。そうそう、30歳を過ぎると、定期健診で、眼底検査というひどくまぶしい網膜の写真撮影をします。あれは眼の検査ではありません。もし網膜の血管に異常がみつかれば、おおもとの脳の血管にも異常が生じていると疑わなくてはならない、という脳の検査です。まさに「目は脳の窓なり」でしょ。

上に出た脳突起は上生体《じょうせいたい》（松果体《しょうかたい》）といって、ヤツメウナギなどでは、ちゃんと光感覚のある第三の目となります［※6］。下に出た脳突起（下生体《かせいたい》）は、人間でいえば鼻腔の天井裏の位置になりますから、光は届きません。そこで、転業してホルモン分泌器官になります。これが脳下垂体《のうかすいたい》です［※7］。あ、ホルモンのことをまだ説明していませんでしたね。ホルモンとは、信号物質を血液中に放出して、血流を介して全身に届けるしくみです。血管という循環装置ができていないと始まらないので、多細胞生物になって以降の発明でしょうね。使われているホルモン分子についても、廃品の転用ではなく、遺伝子から「ちゃんと」設計して専用につくった分子が多いですから、神経系より新しいしくみといえるかもしれません（でも、そうでもないかもしれません［P.85］）。

3番目の膨らみ（後脳）は、もともと魚の体の側面に並んで水の振動を感知し、周囲の水の流速や自分の泳速を知るためのセンサー（側線器）からの情報や、リンパ液の流れで自分の姿勢を検出するセンサー（内耳《ないじ》）からの情報を受けるのが役割でした。が、魚が陸に上がると、不要になった側線器は廃止されます。また、内耳の一部（蝸牛《かぎゅう》）が空気の振動、つまり音、を感知するように改造されました。内耳の残り（三半規《はんき》管と前庭部）は、本来の業務である自分の姿勢の感知を続けますけれど。この業務変更に合わせて、後脳の役目も、音と姿勢の情報を処理するように変わりました。運動をするときには、体のバランスを保つことが重要です。でないとコケます。したがって、後脳はなくても死にはしませんが、上手に生きるのに必要です。「あの人は運動神経がいい」というのは、脊髄内にあって筋肉の収縮を指令する運動神経細胞が多いとか大きいということではなく、後脳の働きがいい、

※6　哺乳類でも、像こそ結ばないが日照時間を感知し、夏毛と冬毛の色を変えるホルモンを分泌したりしている。ヒトでも季節感覚にかかわっているかもしれない。私は、頭髪を失って以降、光が上生体まで届きやすくなったか、季節の移ろいに敏《さと》くなった、気がする。

※7　下生体（脳下垂体：hypophysis）も、レンズと網膜の関係と同様に、鼻腔の天井（の素）を引き込んで一体化する。元鼻腔側を腺性下垂体（または前葉）、脳側を神経性下垂体（または後葉）という。下生体の位置は鼻腔の天井裏に当たるので、大昔鼻水を分泌する器官だと誤解されて pituitary gland（鼻《び》汁《じゅう》腺）と名づけられた。hypophysis と pituitary の語は、現在も両者とも使われている。

ということです。

さて、第1の膨らみ（前脳）はどうなったでしょう。匂い情報処理の役目は引き続きもっています。でも、中脳・後脳に比べて少しヒマだったのか、別の理由があったのか、光感覚・振動感覚の情報も集めて比較し、行動計画を立てる役目を押し付けられました。進化が進むうちに、その役目はもともとの匂い情報処理以上に重要になってきて、前脳は増設に増設を重ね、膨らみに膨らみ、大脳と呼ばれるようになったのです。

そのとき、後脳の方は、大脳とのサイズ比較から小脳と呼ばれるようになります。中脳は中脳のままです。前中後の中から大中小の中に、変わったといえば変わりました。なお、鳥類などでは、光情報処理が格別重要なためでしょう、中脳が前脳や後脳より大きいのですが、哺乳類との対比上、いちばん大きくても中脳と呼ばれています（視覚担当の膨らみという意味で視蓋《しがい》と呼ぶこともあります）。

網膜や上生体を出した中脳の前部は、今いった感覚の統合をするのに必要な中継ニューロンが住んだため拡大し、大脳と中脳の間にあるという意味で、「間脳《かんのう》」の名に変えられます。

後脳（小脳）より後方は脊髄で、移行部は髄脳（延髄）となります。ですが、そうなっても、大もとが管だった原型は引き継がれていて、中央の管腔は大脳から脊髄までつながっています。だから、脳に出血や腫瘍発生などの異常が生じれば、異常細胞や代謝物は脊髄に流れてくるわけで、早まって頭を開けてしまう前に、まず脊髄に針を刺して脳脊髄液をとって調べます。また、頭をぶつけて脳脊髄液の滞留（浮腫）などが起きれば、その影響は、管の壁のいちばん薄いところにまず出るわけで（中学校で習った「パスカルの原理」、つまり閉じた容器内の水圧はどこも一定、だからですね）、体温が下がる、吐き気を催すなどの症状は、それによります。

なお、膨らんで大きくなるのは主に管の背側で、腹側はそれほどでもありません。理由は、腹側には消化管が走っていて膨らめないからでしょう。そこで、間脳・中脳・小脳の腹側と延髄は、一まとめにして「脳幹」（あるいは二まとめにして、上位脳幹と下位脳幹）と呼ばれることがあります。

神経細胞には、同質のものどうし集まる性質があります。というか、起源を同じくする姉妹細胞が、あまり移動せず元の場所近辺にとどまっているといった方がいいかもしれません。その結果、神経管内に点在することになった同質な神経細胞集団を「核」と呼びます。細胞でＤＮＡを格納している部分も「核」と呼びますので、混同しそうな文脈では用心して、「神経核」「細胞核」と呼び分けます。紛らわしくて困ったものですが、もとの解剖用語（ラテン語）がそうなので、訳語もそうなってしまいました。何も不都合なものまで踏襲しなくていいのにね。大脳や小脳で、増えに増えた神経細胞も、同様に集合していますが、増えて増えて表面全体を覆ってしまったので、もう核という感じではなくなり（核って、もともと果物の種のことですから）、「皮質」と呼び名を変えます。

用語を憶えるのはしんどいでしょうが、それぞれにはそれぞれの名がついた来歴・理由がありますから、それを知れば少しは憶えやすくなる、かな。

メーキング・オブ・末梢神経

以上が脳・脊髄の成り立ちですが、神経細胞には、脳・脊髄とは別の起源をもつグループがあります。背中の皮膚（の素）が陥没して神経管ができた後（または同時期）に、同じように背中の皮膚（の素）から抜け出ながらも、神経管には加わらず、その脇を通って体のあちこちに散って、そこで塊（節《せつ》とよぶ）を作る細胞があります。あまり遠くまで行かず、脊髄の背側すぐ横で塊を作ったのが体性感覚［※8］神経、脊髄の腹側まで行って塊を作ったのが交感《こうかん》神経、遠く各臓器まで行って塊を作ったのが副交感《ふくこうかん》神経となります。交感神経と副交感神経は、合わせて自律《じりつ》神経といいます。「自律」とは、持ち主の動物が意志によって制御する必要がなく、局所局所で自主的にヨシナにやってくれる、という意味です。非神経管由来の体性感覚神経と自律神経を、まとめて末梢神経とよび、それとの対比で、神経管由来の脳・脊髄を中枢神経とよびます。

私の敬愛する本川達雄・東工大名誉教授（1948－）は、ロングセラー『ゾウの時間ネズミの時間』（中公新書）をはじめとする多くの名科学解説書を執筆するとともに、シンガー・ソングライターとして多くの生物学教育ソングを作詞・作曲・歌唱し、発表しています。そのうちの1曲に『自律神経節《ぶし》』があります。自律神経の機能を説明するには、その歌を引用するのがいちばんでしょう。

※8　体性感覚とは、いわゆる皮膚感覚、つまり触覚・圧覚・温覚・冷覚・痛覚などを指すが、体表だけでなく内臓のそれらをも含むので、呼び名を変える。

1.

好感度100%、メールの写真かっこいい
メールで文通始めたわ、ホントの彼はどんなかな、
緊張してる、ドキドキしてる、ノルアドレナリン出ているみたい、
朝から何にも喉を通らない、口はカラカラしゃべれるかしら、
鏡を見ると、血の気も失せて、瞳開いて真っ青な顔してる、
自律神経、自律神経、交感神経が興奮してる。

2.

あのうと声をかけて来た人、写真と似ても似つかない、
メールと全然話が違う、書いてたことはウソばかり、
緊張解けた、力が抜けた、アセチルコリンが出てきたみたい、
涙もにじむし、催してきたし、失礼しますとレディーズルーム、
こんないい服、着てくんじゃなかった、鏡に向かってふくれっ面してみたよ、
自律神経、自律神経、副交感神経が興奮してる。

『歌う生物学・必修編』(阪急コミュニケーションズ、2002)第21曲「自律神経節II」

神経細胞の増殖

さきほど（P.48）、神経細胞が増えて増えてという話をしました、その舌の根も乾かぬうちにこういうのもナンですが、中枢神経系であれ末梢神経系であれ、基本的に成熟動物の神経細胞は増えません。「増えて増えて」といったのは、進化の歴史上の話、あるいは個体の発生の途上での話で、今自立している個体、私やあなた、の中では増えません。

ただし、それは別に神経細胞に限ったことではなくて、細胞というものは、自分は何になると決め、他になる可能性を捨てて、やがてそれになって働き出す（これを「分化する」という）と、もう増えないのが原則です。分裂するのは、何になるかまだ全く決めていないか、一応方針までは決めた（あるいは、そちらに向って歩み出した）けれど、まだそれとして働き出す前の細胞です（分化の段階によって、幹細胞とか前駆細胞という）。いいかえると、増殖と分化は相反的なのです。それは筋肉だって皮膚だって同じです。

えっ、筋肉って鍛えれば大きくなるし、肉離れ（筋断裂）を起こして細胞が死んでも、ちゃんと治るじゃないの。皮膚は、料理中に包丁で切っちゃったってふさがるじゃないの。

はい、それはですね、筋肉を鍛えてムキムキになるのはですね、筋細胞が増えるんじゃなくて、1個1個の筋細胞が太るんです。肉離れが治るのは、骨の周りとかに「筋になる方針までは決めたが、まだ筋細胞にはなっていない」予備の細胞があって、つまりリザーブ細胞が控えていて、それが増殖して筋細胞に分化し、アナを埋めるのです。皮膚も同じです。表皮の下に「皮膚になる方針までは決めたが、まだ表皮細胞にはなっていない」リザーブ細胞が控えていて、それが増えて埋まるのです。いったん筋肉や皮膚として働き出した細胞が増殖能をとりもどすには、機能をやめて未分化状態に戻る（脱分化する）必要があります。脱分化は、植物ではふつうに起きますが、動物ではめったに起きません。もし起きると「がん」になる可能性があります[※9]。

「でも、大人になっても神経細胞は増えるって話、きいたことあるよ」って？ あら、あなたもきいてますか。どこできかれました？ テレビ？ 雑誌？ でも、実はそれ、神経科学者の間では、まだ決着のついていない論争中の問題なんです。むしろ一般の人々に、「増えないといわれていた神経細胞が、実は増えることがわかった、朗報！」という「噂」が、フライング気味に広まってしまった感じがしています。

ことの発端は、成熟後のネズミの脳に、分裂中の神経リザーブ細胞が見つかったという論文です［※10］。もちろん、長い突起を張り巡らして、バリバリ活動している神経細胞が、あるときゾワーッと縦に裂けて2個になった、などと主張したわけではありません。突起を伸ばすのは分裂した後のことですから。そうじゃなくて、成熟ネズミの脳に、分裂して神経細胞になる能力を保っているリザーブ細胞が、まだ残っていました、という話です。

どういう研究か説明しましょう。細胞は、分裂するとき、遺伝子（DNA）をコピーして倍にして、それを2個に分けます。さもないと、分裂のたびごとにDNAがだんだん減っていってしまいますからね。DNAはチミジンという特有の分子を含むので、成熟動物に標識を付けたチミジンを与えて、取り込む細胞があるかどうか見ればよいことになります。

※9　「がん」とは、細胞増殖に制御が利かなくなってしまった状態なので、そもそも増殖能のない細胞はがんにならない（なりようがない）。だから神経細胞は、まだ増殖を行っている胎児・乳児期を過ぎると、もうがん化しない。「脳腫瘍」というがんがあるが、それは神経細胞ではなく、脳を包んで保護している髄膜の細胞やグリア細胞（のリザーブ細胞）が増殖したものである。同様なことは心臓にもいえる。心筋細胞は胎児期を過ぎるともう増殖しないから、「心臓がん」はない。ただし、一部の臓器、たとえば肝臓の再生では、リザーブ細胞が増殖するだけでなく、いったん分化した肝細胞が脱分化してリザーブ細胞状態に戻り、増殖を再開することがあるらしい。だから、肝臓がんには未分化細胞に由来するがんと、脱分化細胞に由来するがんとがあることになる。

しかし、脳には、神経細胞以外にグリア細胞や血管の細胞もあって、それらは分裂可能です（つまり未分化のリザーブ細胞がある）から、チミジンを取り込んだ細胞があったとしても、それがグリア細胞や血管細胞ではないことを示さなくてなりません。そこで使われるのが、神経細胞に特有とされるタンパク質です。この特有分子（神経マーカーといいます）があり、かつチミジンを取り込んでいて、はじめて「成熟後にも神経細胞のリザーブがある（ニューロン新生がありうる）」といえるわけです。で、そういう細胞が新生仔の脳ばかりでなく、成体の脳や加齢後の脳にも「まだ残っていた」という報告がされたわけです。

もちろん常識を覆す画期的な話ですから、神経科学界は湧きました。が、世の中の人々に関心があるのは「ヒトでどうか」のはずです。どうもその確認が十分とはいえないうちに、世の中に話が広まってしまったようなのです。ネズミは生後約8週で生殖可能になりますから、これをもって成熟とみなします。しかし、このとき、脳もヒトの「成熟」と同じ意味で成熟したかは、自明ではありません。なにせ寿命が約2年しかない動物ですから、とりあえず生殖能力だけ優先的に成熟させているかもしれません。だから、その「成熟」ネズミに神経リザーブがあった（それ自体は多くの研究者が追認して確かです）からといって、成熟後のヒトにも神経リザーブがあるかどうかは、なんともいえないのです。

また、あるかないかばかりに関心が向ってしまい、あるとしてもどのくらいあるのかが、吹っ飛んでしまったきらいがあります。そこにある神経細胞総数の10%でも0・0001%でも、あるのかないのかと問いつめれば、同じく「ある」です。そもそもの話、どんな事柄であれ「ない」ことを証明するのは、ほとんど不可能です（「悪魔の証明」ともいわれます）。

もちろん重大な問題ですから、ヒトでどうかは何度も調べられました。とはいっても、きょうび人の頭にチミジンを注射して、そのあと脳をとり出して顕微鏡で調べる、というわけにはいきません（昔はできましたが、「記憶の転送」P.174参照）。人の脳を切り出して培養して、増殖するかどうか見ることも難しい。決定的な検証実験ができないのです。ですから、今も賛否両論が続いています［※10］。

「賛」の方は、嗅球《きゅうきゅう》と海馬歯状回《しじょうかい》と脳室下帯《のうしつかたい》という部位に限ってではあるけれども、神経リザーブはある、とする意見です。ただし、そこでも総細胞数の何%というような数ではなく、顕微鏡視野に何個か見つかったぞという話です。また、そのリザーブも、年齢が上がるにつれて、やはりだんだん減るとされています。しかし、あるかないかといえば、ある。この話は、認知症の患者さんや介護者にも、世の中の人にも、希望の持てる「いい話」ですから、広がるのが早い。それも、脳の至るところで、毎日どんどん神経細胞がつくられているかのように、尾ひれどころか背びれも尻びれもついて広がってしまいました。一般の人は、元の論文を取り寄せて読んだりはしませんから。(※10に論文を挙げておきましたので、英語に抵抗のない読者は、ぜひダウンロードして読んでみてください。科学論文の英語は、シェークスピアの英語とは違って、This is a pen. This is an apple. Pen-apple-pen. みたいに単純な文ばかりです。)

「否」の方は、頼りの神経マーカーが本当に神経特有かを問い直します。初期に使われたNSEとかMAP2というタンパク質は、グリアにも見つかって、神経マーカーとしての資格を失ってしまいましたし、「これなら大丈夫」とされたDbxも、一部のグリアに見つかってしまいました。また、確かに成熟後ニューロン新生があるネズミの場合にも、新生した細胞がその後どうなるか追ってゆくと、居場所をえられず死んでしまうものが大部分だという報告も出ています。

私としては、成人脳の神経リザーブ細胞の残存に期待は持ちつつも、それは今のところあくまで希望、というスタンスを守りたいと思っています。

神経の再生

少数の例外があるにしろないにしろ、神経細胞が増殖しないとしたら、スキーや交通事故で脚を大ケガしてしばらく感覚がなかったのが、やがて戻ってくるのは何なんだよ、脳出血で体が不自由になっても、リハビリで戻ってくる（ことがある）のは何なんだよ、とき

※10 初期の論文、Kaplan MS, Bell DH (1984) Mitotic neuroblasts in the 9-day-old and 11-month-old rodent hippoCampus. J Neurosci 4:1429–1441. Kuhn HG et al (1996) Neurogenesis in the dentate gyrus of the adult rat: Age-related decrease of neuroNal progenitor proliferation. J Neurosci 16:2027–2033. ヒトでの最初の論文、Eriksson PS et al (1998) Neurogenesis in the adult human hippoCampus. Nat Med 4:1313–1317. 最近の論文、賛成側 Boldrini M et al (2018) Human hippoCampal neurogenesis persists throughout aging. Cell Stem Cell 22:589-599. 否定側 Sorrells SF et al (2018) Human hippoCampal neurogenesis drops sharply in children to undetectable levels in adults. Nature 555:377-381. 論争に関する総説、Paredes MF et al (2018) Does adult neurogenesis persist in the human hippoCampus? Cell Stem Cell 23:780-781. Tartt AN et al (2018) Considerations for assessing the extent of hippoCampal neurogenesis in the adult and aging human brain. Cell Stem Cell 23:782-783.

かれるかもしれません。ごもっともです。はい、そのしくみには、二通りあります。

一つは、神経細胞は（とくに運動ニューロンや感覚ニューロンは）、軸索（や樹状突起）が切れるようなことがあっても、損傷が核のある細胞本体にまで及ばなければ、なんとか籠城して持ちこたえ、戦火が去れば再び軸索を伸ばし始めるということです。そのとき、シュワン細胞というグリア細胞（「グリア細胞」P.36─で説明したオリゴデンドログリアの末梢神経系版細胞）が、再生の道をガイドしてくれます［※11］。

もう一つは、損傷前には副次的だった神経回路が、主回路が消失したことで、主回路を肩代わりするようになることです。リハビリは、無理やりにでも使うことによって、副回路を強化する（本書でこれから説明する記憶と、たぶん同様なしくみで）効果があります。また、リハビリは情報が来なくなった下流側から「おーい、こっちに来てくれー」という求めを発することになります（専門用語でいえば、標的細胞からの軸索誘引因子の放出を促します）から、損傷前までは別の経路で働いていた近くのニューロンが、一肌脱いで枝を出し、肩代わりしてくれることもあるでしょう。その結果、中指と薬指が一緒に動いてしまう、ってことになるかもしれませんが。

※11　シュワン細胞やオリゴデンドログリアは、軸索をとり巻いているので、軸索が壊れてもトンネルが残る。そのトンネルを再生軸索が通る。それを人工的に促す外科的軸索再生手術もある。しかし、脳・脊髄の中では、受傷部でアストログリアが増殖してバリケード（瘢痕《スカー》）を作り、軸索の再生が阻止されることが多い。お役立ちアストログリアが、あえて邪魔をするからには、何か合理的な理由があるのだろう。たとえば、再生よりも受傷部からの細菌感染を防ぐ方を優先した、とか。

つむじまがりのコラム 1

スーツと名札

お隣りの医学部では、教授はネクタイを締め、スーツを着るのがルールである。何せ大阪大学は、かの『白い巨塔』の国立浪速大学のモデルだ。教授の権威いまだ揺るがず、か？　いやなに、患者さんとの識別のためである。病院内には、衛生上あるいは管理上、教職員以外立ち入り禁止の場所も少なくなく、患者さん・お見舞客と教職員との識別は重要なのだ（もちろんスーツだけで入室可になるわけではない）。

いっぽう、わが生命機能研究科では、スーツを着ていると「研究をしてない人」「御用聞きの業者さん」と見なされて「あ、今日は間に合ってまーす」と追い返されたりする。それで、医学部の教授が生命機能の建物に行くときには、わざわざジーパンに着替えるのだそうだ。

スーツと同様に、病院での白衣や胸ポケットに留める（あるいは首から下げる）名札も、患者さんと教職員とを識別する記号として働くアイテムである。だから、私が一患者として（高脂血症で不整脈なもので）阪大病院に行くときは、名札（職員証）を外す。そうしないと、病院内の至るところで他の患者さんや職員からひっきりなしに挨拶を受けて、いちいち微笑して会釈を返すのが大変なのだ。この職員証はカードキーを兼ねていて、持っていないと時間外には研究科の建物に入れないし、時間内でも一部の部屋には入れないから、外すと不便なのだが、しかたがない。

02 神経の興奮

電池とスイッチと電位依存性チャネル

生理学または神経科学の講義で避けて通れない、しかし学生の大部分が、これで生理学が嫌いになるという単元が、神経興奮の理論です。教師としては、基本中の基本なので、教えないわけにいきません。ですから、毎年、何とかわかりやすく伝えようと、手をかえ品をかえ改良を試みるのですが、成功しません。

なぜ成功しないのか。それは、本質的に物理学だからでしょう。医学や生物学を専攻しようという学生は、何が嫌いって数学・物理学が嫌いでこの進路を選んだのです（たぶん）。「数学・物理学が好きだったら数学者・物理学者を目指しとるわい、大学受験に必須だから、我慢して勉強してそれなりの点はとってきたが、大学に入ったらオサラバだぜぃ」とセイセイしていたのに、私たち教師がそうはさせじと追っかけて来るのですから、逃げたくなるのも道理です。また、教師の内幕をバラすと、試験で出題するのに便利なんですね、電気現象の問題は。○○を説明せよ、みたいな試験問題だと、書きようにいろいろあって、100％正解も、100％間違いもなかなかありませんが、計算問題や論理的な演繹問題では、マルかバツか、迷うことなくはっきりつけられますから。

ですが、幸いこの本は教科書ではありませんし、読後に試験を課すものでもありませんから、思いきってこれを省くことにします。いや、省くと後半の内容が通じなくなるので、すっかり省くのは無理ですね。ですけど、最小化することにします。

まず、膜電位（細胞の内外にかかっている電圧のこと。ふつう細胞外をアース、つまり0ボルトとします）の理論。要するに、細胞を包んでいる細胞膜には、細胞の内側がマイナスの「K（カリウム）電池」「Cl（塩化物）電池」と、内側がプラスの「Na（ナトリウム）電池」とが、あらかじめハメ込まれているんですよ。どうしてそんな電池ができたのか、という話を始めると、ふつうの生理学の講義になっちゃいますから、それはしないと決めた以上、しません（もし知りたければ、喜んでいくらでもしますから、申し出てください）。

で、それぞれの電池には、スイッチがついています。細胞はふだんK電池のスイッチを入れていて、他は切っている。だから、細胞の内側が外側に対して0・06ボルト（60ミリボルト）くらいマイナスになっています［※1］。けっこう大きな電圧です。25個積み重ねれば、1・5ボルトの乾電池と同じになります。だからといって、スマホを充電することはできません（電圧は大きくても電流は小さいからです）。この状態を「静止電位」といいます。

しかし、ときどきNa電池にスイッチを入れることがあります。すると、その間だけ細胞の内側が外側に対してプラス0・03ボルト（30ミリボルト）くらいになります。これを「脱分極する」と表現します［※2］。K電池のスイッチは入ったままでもかまいません。また、Cl電池のスイッチが入ると、静止電位よりさらにマイナスになります。これを「過分極する」と表現します。

そのスイッチの実体は何かというと、「Kチャネル」「Naチャネル」「Clチャネル」というタンパク質です。かなり大きなタンパク質なうえ、水に溶けないタンパク質なので、なかなか抽出・構造決定ができなかったのですが、今はもうすっかり構造もわかっています。そのタンパクの真ん中に孔があいていて、「スイッチが入る」というのは、実際は孔が広がってKイオンや、Naイオン、Clイオンが通るようになることです。教師としては、もっと説明したくて、お尻がムズムズしていますが、がまんして、ここまでにします。

さて、Na電池のスイッチが入る（Naチャネルが開く）のはどういう時か。感覚ニューロンの場合は、感覚刺激が入った時、一般のニューロンの場合は、上流のニューロンから「興奮しろ」という指令がきた時、筋細胞や腺細胞の場合は「働け」という命令が来た時です［挿図1］。スイッチが入っている（チャネルが開いている）のは、1秒の千分の一か百分の一かのほんの短時間です。ただし、ある種のニューロンでは、自発的・周期的にスイッチが入ることがあります。Cl電池のスイッチが入るのは、上流のニューロンから「興奮するな」ということがあります。

※1　通常時、細胞内が細胞外に比べてマイナスに帯電していることは、別に神経細胞に限らず、細菌も植物も含めて地球上のすべての生物、すべての細胞に共通な事実で、「遺伝子はDNAでできている」のと同じくらい普遍的なことである。ただ、一般の細胞はそれをとくに目立って利用していないのに対し（ホントは物質輸送の動力などに使っていて重要なのだが）、神経や筋肉、分泌腺の細胞は、それを信号授受に積極的に利用している点が特徴的なのである。

※2　地点Aと地点Bの間に電位の差があることを、物理学では「分極している」という。細胞は、ふだん細胞外（地点A）に対して細胞内（地点B）がマイナスに「分極している」。そのマイナスが減っていくことは、分極が抜けていくことだから「脱分極」という。逆に、ふだんよりマイナスが増えていくことは、若者語でいう「えー、マイナスなり過ぎー」なので「過分極」という。

図1：活動電位の発生

細胞の外側にはNaイオンが多くKイオンは少ない。細胞の内側はその逆。

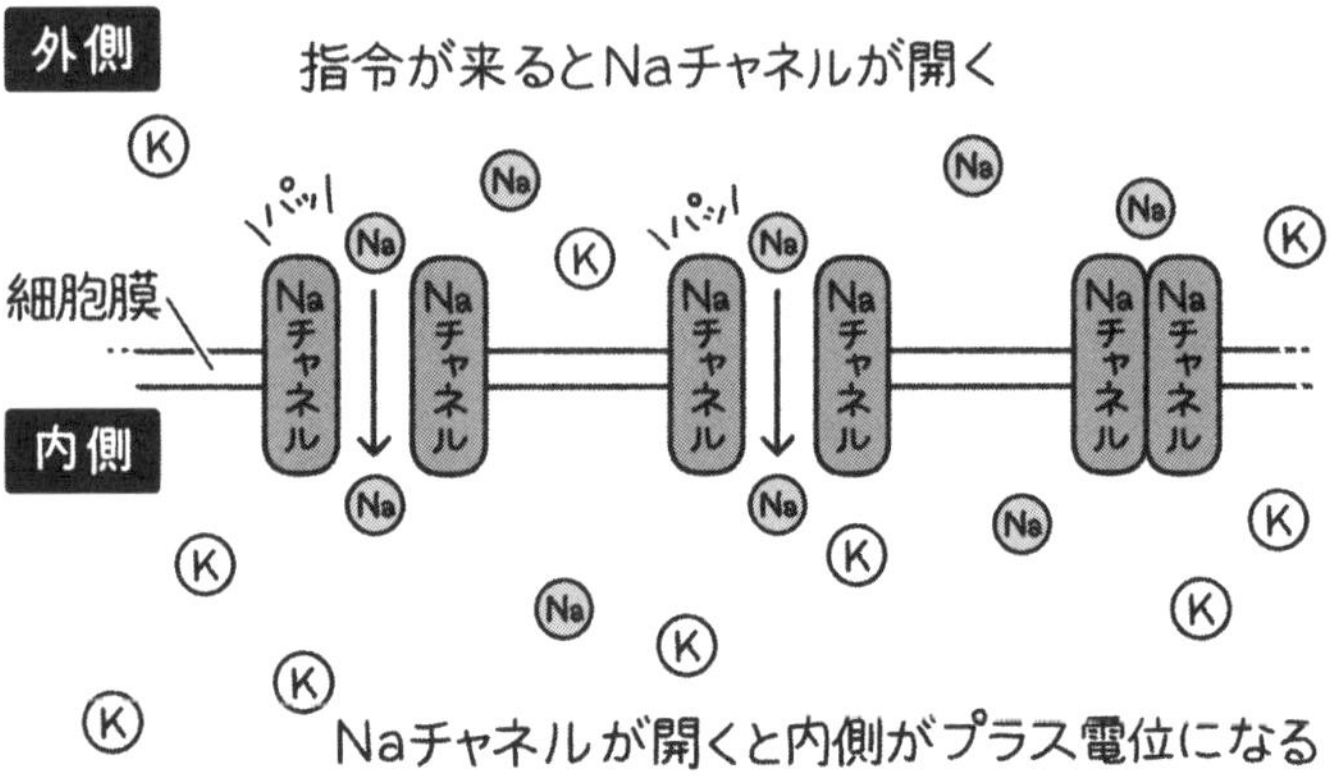
外側
指令が来るとNaチャネルが開く
K
Na
パッ!
細胞膜
Naチャネル
内側
Naチャネルが開くと内側がプラス電位になる

いう指令がきた時です。

さて、Naチャネルというタンパク質にはいくつもの種類があるのですが、そのうちの「電位依存性」Naチャネルには、特徴的な性質があります。何かの理由で少し開いて細胞が少し脱分極すると、それが原因になってますます開くのです。そのため、さっきもいったように、ふだん細胞の内側がマイナスだったところが、加速度的にぐんぐん脱分極して、内側プラスにまで突き進んでしまいます。千分の一秒間くらいの一瞬のできごとですが、それを高速で解説すると、そうなります。これを「活動電位を発生する」とか「発火する」とか「興奮する」とか表現します。

チャネルが「少し開く」とか「ますます開

く」という言い方は、スイッチらしくなくて、気持ちが悪いかもしれません。より正確にいうなら、１個１個のNaチャネル分子は、たしかに開くか閉じるかのどちらかなんですが、Naチャネル分子は細胞表面にたくさんあるのです。で、その一部が開いて細胞が脱分極を始めると、それをきっかけに他も開き、開き、開きして、やがて（といっても千分の一秒くらいの間に）全部が開いてしまうのです［※3］。こうして、一部が開き出すと、全部が開くまでつっ走っちゃうので、活動電位の最高到達点はいつも同じになります。これを「all-or-none《オール・オア・ナン》」とか「全《ぜん》か無《む》か」とか「悉無《しつむ》的」とかいいます。

また、このような自分の働いた結果がますます自分を働かせることになる性質を「自励《じれい》的」とか「自己再生的」とかいいます。特別な性質のように聞こえたらごめんなさい。自励的な現象は、世の中にたくさんあります。たとえば花火。火薬の一部に火が着いて発熱

※3　私の経験では、正統派生理学にしたがって、各イオンの内外濃度比による電位差発生の原理を説明すると、その印象が強過ぎるせいか、活動電位が発生する（＝内側マイナスがプラスに逆転する）たびに、細胞内外のイオン濃度まで逆転するという誤解が、かえって生じやすい。わが同僚の教授連にしてその種の誤解をしていることが、ときどきある。実際はスイッチがオン・オフするだけで、イオン濃度の内外逆転などは起こらず（Kイオンは細胞内＞細胞外、Naイオンは内＜外、Clイオンは内＜外、Caイオンは内≪外、のまま）、何千回興奮しようがイオン濃度は、ほとんど変わらない。

が始まると、それが隣に隣に引火して、ついに全部が発火します。どっかーん。たとえば核爆発や原子力発電。ウラン235の一部が核分裂を起こし始めると、飛び出した中性子が周囲のウランの核分裂を引き起こす。それで出た中性子がまた核分裂を誘発します。あるいは最近多いブログの炎上。一つの記事が多くの反論を呼んで、それへの反論がまたさらに多くの、という調子で。もう説明はいりませんね。

神経の興奮が軸索を伝わっていくのも自励現象です。軸索の起点で活動電位が発生すると、それがその隣に活動電位を誘発し、それがまた隣にと伝わっていく。花火の導火線のような状態です（導火線と違うのは、何度でも繰り返し使えることです）。伝導速度は、毎秒1メートルから100メートル以上まで幅がありますが、太いものが細いものより、オリゴデンドログリアが巻いて絶縁のよいものがそうでないものより、速いのです。「神経が太い」というのは、反応が速くて敏感ということですから、友だちからそういわれたら、「俺ってそんなにデリケートかな」と反省しましょう。

伝達物質受容体チャネル

今、チャネルというタンパク質には何種類もあるといいました。「電位依存性」チャネルはその一つのタイプでしたが、他にも重要なタイプがあります[※4]。その一つは「伝達物質受容体」チャネルです。神経伝達物質が結合することで開き、NaイオンやKイオン、あるいはClイオンを通すようになる分子です。種類によってはCaイオンも通すこともあります。

たとえば、筋細胞の表面膜には、運動ニューロンの伝達物質アセチルコリンに対する受容体チャネルがあり、この分子にアセチルコリンが結合するとスイッチが入って、Naイオンが通ります[※5]。すると、細胞の内側がプラス方向に動きます。脱分極ですね。アセチ

※4　ここで「別のタイプ」というのは、単に機能・性質が違うというような概念的な違いにとどまらず、タンパク質分子として別のグループに属する、という意味である。逆にいうと、「同じタイプ」のチャネルは、タンパク質としても機能・性質としても互いに似ていて、ある共通の祖先分子から進化してきた姉妹分子だ、ということでもある。

ルコリンはすぐ分解されるので、受容体チャネルが開いているのは百分の一秒間以下ですが、この脱分極がきっかけになって、筋細胞の表面にある電位依存性Naチャネルが開きだしますから、筋細胞は活動電位を発生して（興奮して）、収縮が始まります。

同様に、脳の神経細胞には、脳で主に使われている伝達物質のグルタミン酸に対する受容体チャネルがあります。これにグルタミン酸が結合すると、Naイオンが通る孔が開き、神経細胞は脱分極を起こします。すると、電位依存性Naチャネルが自励的に開いて、活動電位が発生します。

また、脳には、ガンマアミノ酪酸（GABA）に対する受容体チャネルもあります。GABAも脳の神経細胞が使っている伝達物質です。この受容体チャネルにGABAが結合すると、こんどはClイオンを通す孔が開きます。Cl電池は細胞の内側がマイナス極でしたね。だから神経細胞は過分極します。その結果、電位依存性Naチャネルの自励的活性化は、阻止されることになります。

感覚受容器チャネル

耳に音が届くと、内耳の感覚細胞（聴《ちょう》細胞）の上にあるチャネルが開いて（このチャネルは、NaイオンだけでなくKイオンもCaイオンも通します）、脱分極が起きます。このチャネルは、電位依存性チャネルとも、伝達物質受容体チャネルとも違うグループのタンパク質で、「機械刺激受容器」チャネルといいます。温冷覚、痛覚、触覚にも、またそれぞれ専用の感覚刺激受容器チャネルタンパク質があります。ただし、視覚、味覚、嗅覚は、感覚刺激受容器チャネルとは違ったしくみで刺激受容をしています[※6]。

私が研究の道に這《はい》入《い》ったとき、高橋景一教授（1931–）から与えられたテーマは、ゾウリムシの興奮でした。ゾウリムシは、自然の沼や農業用のため池などでごくふつうにみ

※5　正確にいうと、アセチルコリン受容体チャネルやグルタミン酸受容体チャネルは、NaイオンもKイオンも通す。したがって、アセチルコリンやグルタミン酸が結合すると、膜電位はNa電池とK電池の中間の0ミリボルト付近に向って動く。しかし、静止電位よりプラス方向に動くのだから、やはり脱分極である。

られる単細胞生物（原生動物）ですが、表面に多数生えた繊毛を打って前に進みます。で、ワラや空き缶などにぶつかると、ちょっと後ろに戻って避けるという行動をします。水面にぶつかっても同じです（さもないと空中に飛び出してしまう？　まさかね）。ゾウリムシの細胞膜には、電位依存性Caチャネル［※7］という、さっき（「電池とスイッチと電位依存性チャネル」P.62）説明した電位依存性Naチャネルの先祖版みたいなチャネルタンパク質があって、これが開いて活動電位が発生するのが原因です。このことは、内藤豊博士（1931−）の研究ですでにわかっていましたが、私の最初の論文は、ゾウリムシの繊毛を除去してしまうと活動電位を発生できなくなる、つまり「電位依存性Caチャネルは繊毛の上にあるらしい」というものでした。しかし、繊毛を刈ってしまったあとにも、前方をつつくと脱分極が、後方をつつくと過分極が生じました。それは、繊毛以外の体表膜に、内耳の聴細胞と同様な機械刺激受容器チャネルがあるからでしょう。脱分極を起こす受容器チャネルと過分極を起こす受容器チャネルの2種類が、それぞれ前＞後、前＜後の勾配をもって分布していると考えられます。これが私の博士論文になりました。

チャネル毒

ここまで説明してきたように、チャネルはタンパク質ですので、自然界にはそれに結合して働きを邪魔してしまう物質がたいてい存在します。チャネルを開かなくしたり、逆に

※6 視覚では、光受容体（膜上のタンパク質）が光を受けて形が変わると、それがGタンパク質という、隣に控えている分子に伝わる。活性化したGタンパク質は、環状GMPホスホジエステラーゼという酵素を活性化して、連鎖反応が始まる。味覚・嗅覚でも、味物質受容体・匂い物質受容体に味物質・匂い物質が結合すると、Gタンパク質が活性化し、それがアデニル酸シクラーゼという酵素を活性化して、連鎖反応が始まる。連鎖反応の結果、最終的に膜電位が変化する。

※7 電位依存性Caチャネルは、ヒトを含めた「高等」動物でも、いろんな場所で使われており、とくに心筋・平滑筋の収縮やホルモンの分泌では、主役級の働きをする。心筋の異常収縮である不整脈や狭心症で処方される薬には、このチャネルの阻害薬が含まれる。また、神経細胞の軸索の終末で伝達物質の放出を引き起こすのも、このチャネルの働きである。ゾウリムシの場合は、繊毛の打つ方向の逆転を引き起こす。このチャネルが進化的に「原始的」なのは、遺伝子配列からも推定されるが、これを通って細胞内に入ったCaイオンが実用的にいろいろな働きをする（「グルタミン酸とカルシウム」[P.144-]など参照）ことからも想像される。それに対し、電位依存性Naチャネルを通って細胞に入ったNaイオンは（ほぼ）何もしない。ただの電荷で、ごちゃごちゃしない。情報専業、スマートである。

開きっぱなしにしたりすると、神経も筋肉も正常に働けませんから、そういう物質は毒物です。そのいちばん有名な例が、フグの毒テトロドトキシンでしょう。これは、電位依存性Naチャネルに結合して、開かなくしてしまいます。ですから、神経も興奮せず、筋肉も縮めず呼吸ができなくなりますから、そうなる前に人工呼吸を施さないと、アウトです。よくテトロドトキシンは、重さあたりで比べれば、青酸カリの1000倍以上の猛毒です。よく「自然界には毒はない、毒は人工物だ」という人がいますけれど、個人の信念に文句をつけるつもりはありませんが、間違いです。自然界に猛毒はいっぱいあります。

何年かに一度、カキやホタテの養殖場に赤潮が押し寄せて、カキやホタテが出荷停止になることがあります。もう大被害です。これは赤潮のプランクトンが、フグ毒と同じ作用をもつサキシトキシンという毒をもっていて、カキがそれを食べて毒化するからです。フグが毒なのも、実は、餌のプランクトンがテトロドトキシンをもっていて、それがフグの肝臓に蓄積するからです。興味深いことに、テトロドトキシンはフグの神経には効きません（フグの電位依存性Naチャネルが、ヒトのそれと、タンパク質としてほんの少し違っているためです）。逆に、電位依存性Naチャネルを開けっ放しにしてしまう毒もあります。たとえば、ジョチュウギクのピレトリンです。蚊取り線香は、カにも毒ですがヒトにも毒で、ただ体重の差で、カが先に倒れます。もしカがヒトくらい大きければ、いい勝負になります。

フグ毒も赤潮毒も実に困ったものですが、神経科学者にとっては、いいこともあります。Naチャネルに強く結合するのですから、これを目印にして電位依存性Naチャネルタンパク質を精製することができます。実際、京都大学の野田昌晴博士（１９５３－）が、世界で最初に電位依存性Naチャネルを精製し、構造決定に成功したのは、サキシトキシンを使ってのことでした。また、実験上の必要で神経の興奮を止めたいときに、テトロドトキシンを試薬として利用することができます。

伝達物質受容体チャネルにも、いろいろな毒があります。話に出て来たアセチルコリン受容体チャネルには、台湾産アマガサヘビの毒ブンガロトキシンが結合して、チャネルを開かなくします。そのため獲物は筋肉が麻痺して動けなくなりますから、ヘビはゆっくり飲みこめるという寸法です。「ヘビににらまれたカエル」が動けないのは、アセチルコリン受容体チャネルが阻害されたためです。タバコのニコチンもアセチルコリン受容体チャネルに結合して、こちらは逆にチャネルを開きます。毒はうまく使えば薬にもなるので、薬品会社は、いろんな受容体に対して、それぞれに選択的に働く受容体阻害剤や受容体活性化剤を開発して薬にする研究を行っているわけです［※8］。

こんな話をしていると、いくらでも話が出てきて、止まらなくなりますから、ここらでやめましょう。

※8　世間では「○○は、××病にも効く、△△症にも効く」と、何にでも効くのがいい薬のようにいわれるが、それは決していい薬ではない。特定の標的に限って効き、他には効かないのがいい薬だ。花粉症の薬は、ヒスタミン受容体を抑えたいのに、セロトニン受容体も抑えてしまうので、鼻水も止まるが眠くもなるから、車の運転ができなくなって困る。もし症状が複数あったなら、それぞれに合わせて複数使えばよい。

つむじまがりのコラム 2

お茶の水ハカセッ

ＳＦアニメや完全犯罪ミステリーの大学や研究所には、天才科学者やマッド・サイエンティストが多数登場する。彼らは、所員や「本日のお題」を持ち込む刑事から、「ハカセッ」と呼び止められる。しかし、実際の大学や研究所で「ハカセッ」と呼びかける・呼びかけられることは、まずない。そこらへんの人、みんな博士だから？　それも一つの理由ではある。しかし「センセイッ」は使う。そこらの人がみんな先生なのは、博士と一緒なのに。だから「ハカセッ」を使わない理由は、また別のはずだ。

一つには、「博士」には敬称、というか尊称、のニュアンスが、いまだにあるからだろう。「先生」に尊敬のニュアンスは、はっきりいって、ない。ごくふつうの「さん」と同じである。医師同士の会話では、後輩から先輩への呼びかけも先輩から後輩へのよびかけも、一律に「○○先生」である。議論するときも、酔っ払ってクダを巻くときも「先生」という。映画『劇場版コード・ブルー　ドクターヘリ緊急救命』（２０１８年公開）のエンディングでは、新垣結衣医師が戸田恵梨香医師を「緋山先生、うるさいっ」とどなりつける。

これは便利である。大学内・研究所内には、格別敬意を抱いていない人も、むしろ敵意を抱いているやつもいる。それらが全部一律「先生」で済む。本心を隠せる。しかし、尊称である「博士」は、敬意を抱いていない相手には使いにくい。また、「先生」は、上に名を冠さなくても使える。「○○先生」ともいえるが、ただ「先生」ともいえる。初対面で名前を知らなくても使える。名前を忘れてしまったとき（最近それが多い）も使える。これは重宝だ。「さん」は、この使い方ができない。「博士」も独立使用ができなくはないが、「先生」や「社長」ほど熟しきっておらず、名を冠さないとなんとなく不安定に感じる。

03 神経の伝達

シナプス

ニューロン間の信号授受は、伝達物質が分泌され、それを受容体が受けることで成立するといいました（「神経系の起源」P.24－）。それは別に高等生物の新発明ではなく、単細胞生物時代の生活様式の転用だ、ともいいました。しかし、細胞どうしをトンネルでつなげてしまうこともできるし、実際そうしているケースもあるのですから、なぜそんな手続きの多い、時間もかかる、まだるっこしい方法をあえて採用しているのでしょう。実は、その答えを探ることが、この本の主題なのです。伏線といってもいい（伏線だと明かしてしまっては、伏線になりませんが）。まあ、急がずに、周辺知識を固めていきましょう。

ここで一つ余談。20世紀初頭、やはり同じように、ニューロンとニューロンはつながっているか、あくまで離れて信号授受しているか、大論争がありました。前者を唱えたのはイタリアのカミッロ・ゴルジ（1843-1926）、後者はスペインのサンティアゴ・ラモン＝イ＝カハール（1852-1934）、どちらもすでに名声高い大解剖学者でしたから、互いに一歩も引きません。今から振り返ってみると、当時の光学顕微鏡技術では判別のしようがなく、いわば主義・信念の問題だったのですが［※1］、困ったノーベル賞委員会は、1906年、両者引き分けで同時授賞にしました。

決着がついてから授賞すればいいのに、と思うのは今の考えで、制定後間もない頃のノーベル賞には、業績の顕彰と授賞後のさらなる研究発展の期待の両方が籠められていましたから、それでよかったのです。もっといえば、その年のいちばんの発見に贈る、いわばレコード大賞か今年の漢字みたいなもので、だから年末に受賞者決定・授賞式が行われたんですね（今でもそう）。それがだんだんに、発見直後では評価が定まらないし、「がん寄生虫説（1926）」のように、あとでひっくり返っちゃうことも実際あったので、だんだんと発見から授賞まで間が空くようになり、近年では10-20年空けるのが普通になりました。ところが、iPS細胞の山中伸弥博士（1962-）の受賞（2012）は、発見後すぐだったので、「いずれ受賞するだろうけど10年以上先だろう、それまで体に気をつけて、マラソンなんか危ないからおやめなさい（制定時の「激励」の意味から、ノーベル賞は存命者にしか与えられない）」と思っていた人たちは、みなびっくりしました。それだけ重要だったということでしょう。

さて話を戻して、そういうニューロン間の情報伝達の場所を、「シナプス」といいます。以前は「神経接合部」という訳語を使っていましたが、字画が多くて黒板に書くのが難儀でした。ところが、人気作家の清水義範氏が『シナプスの入江』（福武書店）というホ

※1　ラモン＝イ＝カハールは、ライバルであるゴルジが開発した細胞染色法でニューロンを染色しても、隣接するニューロンは染まらないので、「1個だけ染まるのだから離れている」と主張した。しかし、それは「標本作成時に組織を固定したからトンネルが閉じたのだろう」とも、「トンネルは伝達の時だけ一時的にできるのかもしれない」とも反論は可能で、結局、電子顕微鏡による観察まで決着はつかなかった。なお、ラモン＝イ＝カハールは、「ラモンが名、カハールが姓」ではない。スペインでは、父の姓と母の姓をy（＝and）でつないで、それを子の姓とする。ギターの名曲『アランフエス協奏曲』を作曲したホアキン・ロドリーゴ（1901-1999）は、正式にはホアキン・ロドリーゴ＝イ＝ビドレという。もし一方だけにするとき（たとえば孫の姓に継ぐとき）には父姓を残すのが習慣だから、ラモン＝イ＝カハールも、短く呼ぶなら「カハール」より「ラモン」とすべきところ、彼が発見した細胞は「カハール細胞」と呼ばれている。

ラー？小説を出してから、研究者も「なんだ、訳さずに使っていいんだ」と気づき、そのままで使うようになりました。すると、伝達物質を放出する上流側の細胞を「シナプス前細胞（略称プレ）」、受ける下流側の細胞を「シナプス後細胞（略称ポスト）」と呼ぶことができます。そこで、この本でもプレ細胞・ポスト細胞と呼ばせてもらいます。なお、神経が軸索を伸長するとき、そこに来たら右に行くか左に行くか振り分ける、スウェーデン代表の名ポストプレーヤー、ズラタン・イブラヒモビッチ選手みたいな細胞を、やはり「ポスト細胞」といいますが、ここではそういう意味ではありません（かえっていわない方がよかったな）。

伝達物質は、放出されたあと、プレとポストの間のすき間（シナプス間隙）を拡散して届きます［挿図1］。いったい、情報というものはキレが肝心で、用済みの情報が残っていては困ります。大学のホームページに、去年の入試要項が残っていたら大迷惑ですよね。だからニューロンやグリアは、放出された伝達物質をすぐ分解するか回収するかして、すばやく無効化します。この点も今後の伏線であります（またいってしまった）。

プレ細胞とポスト細胞の関係が1対1というケースは稀で、大多数は多対多の関係にあって［※2］、1個のプレ細胞は数十・数百のポストに信号を送り出し、1個のポスト細胞は数十・数百のプレ細胞から信号を受けているのが普通です。また、経路の下流にあると思

図1：シナプス伝達

調節性伝達ではプレーポスト間がかなり離れていることがある(容積性伝達)。

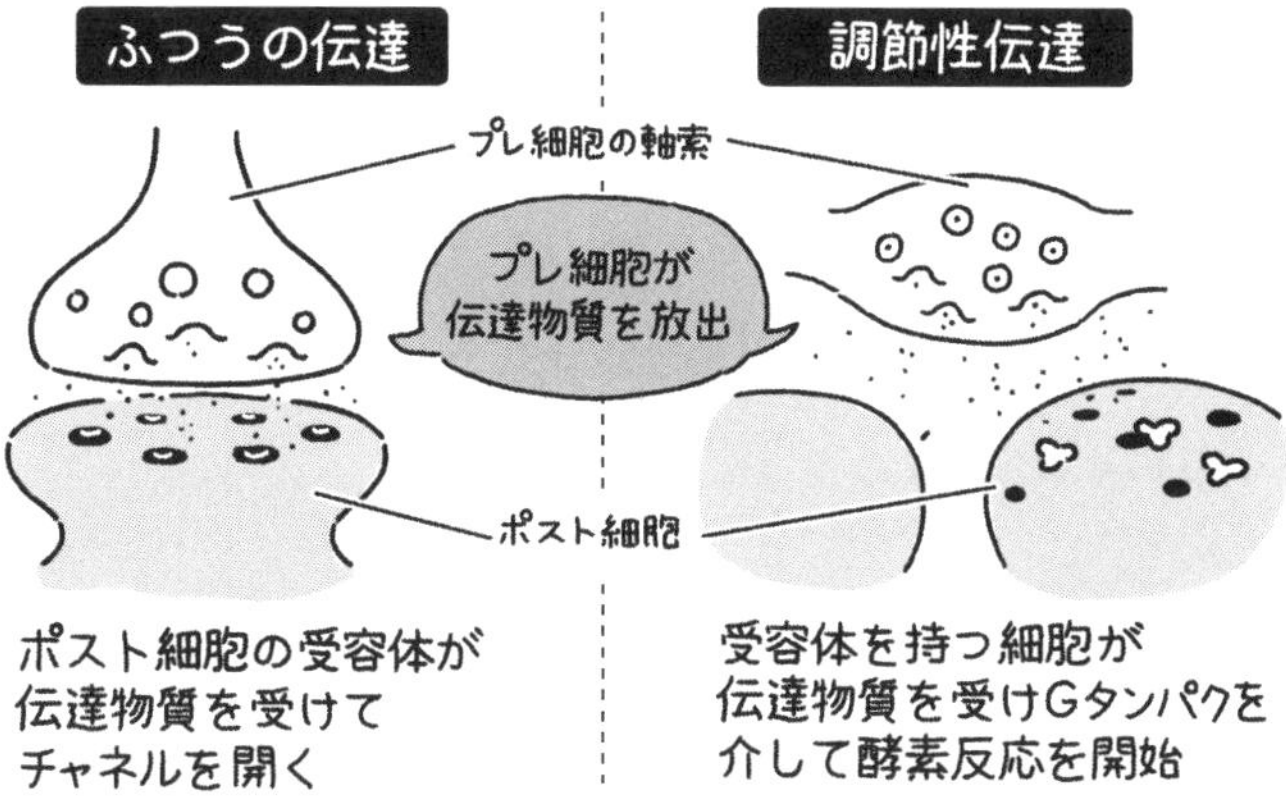
ふつうの伝達
調節性伝達
プレ細胞の軸索
プレ細胞が
伝達物質を放出
ポスト細胞
ポスト細胞の受容体が
伝達物質を受けて
チャネルを開く
受容体を持つ細胞が
伝達物質を受けGタンパクを
介して酵素反応を開始

っていたニューロンが、上流のニューロンにシナプスを作って信号を返して、循環ループをつくっていることもよくあります。これも伏線です（まだいってる）。

神経伝達の二つの様式

ニューロン間の情報伝達には大きく分けて二つの方式があります。一つは、「伝達物資受容体チャネル」（P.69－）で説明したようなポスト細胞の伝達物質受容体NaチャネルやClチャネルを開いて、膜電位をプラスやマイナスに動かす方式です。これは速い。千分の一秒くらいのうちに始まって、百分の一秒くらいのうちに終わります。

それに対して、十分の一秒から数秒、数分、ときには数時間をかけてゆっくり伝える方式があります。これはチャネルを活性化するのではなく、Gタンパク質と酵素反応を介して（第1章第02節の※5［P.71］参照。視覚や味覚、嗅覚の受容方式と同じ）ポスト細胞の状態を変える形式です。こういう方式を「調節性伝達」と呼びます［※3］。神経細胞の感度を、ゆっくり上げたり下げたりするしくみです。で、こっちに名前をつけると、速い方にも名前をつけないわけにいかなくなって、「電位性伝達」といったりもしますが、たいていは何もいわないか、「ふつうの伝達」といいます。こういうこと、よくありますよね。ミミズは、それだけで正式な学名（標準和名）ですから、堂々とそのままでいいのに、イトミミズとかシマミミズとかがあると、ただミミズといったのでは何か足りないような気がしてきて「フツウミミズ」と呼び直したりします。

調節性伝達では、軸索の末端が樹状突起の上に密着して、プレ細胞とポスト細胞がきちんと対面している、とは限りません。プレ細胞が、なんとなく周囲に伝達物質をふりまき、周囲にある細胞のうちそれへの受容体をもつものだけが、ポスト細胞として「誰か私を呼びましたかぁ？」と反応するというだらしないやり方も少なくありません。こういうやり方を「容積性伝達」といいます。不特定多数に発信して聴きたいやつだけが聴くという方式は、ラジオ放送に似ていて、特定の相手にだけ密着して伝える「ふつうの伝達」は電話に似ています。

本書の冒頭（「神経系の起源」P.24-）で、神経系とエラそうにいったって、単細胞生物時代のエサ探知と排泄の作業を、細胞が行列してやっているだけだ、といいました。また、P.44では、ゆっくり働くホルモンは、その後多細胞になって体液循環路ができたあとの新発明かもしれない、ともいいました。そういう見方をすると、調節性伝達はホルモンの情報伝達方式と似ています。そうなんです、使われる伝達物質分子も［※4］、それをうけとる受

※2　その稀なケースの一つが、運動ニューロン（プレ）と骨格筋細胞（ポスト）の間のシナプスで、ポストは1個のプレからだけ収縮指令を受ける（プレは多数のポストに指令を出しているが）。つまり、収縮するかしないかの判断は上流のニューロンが下し、最下流の筋細胞は何の異議もはさめず、ただ命令を実行するだけである。兵隊は哀しい。

※3　調節性伝達の受容体の多くは、伝達物質が結合すると、隣に控えるGタンパク質という分子を活性化して、これが動き回って周囲の酵素（ホスホジエステラーゼやアデニル酸シクラーゼやホスホリパーゼなど）を次々と活性化する。だから、調節性伝達は、ゆっくりでも信号の増幅度が大きく、効果も長続きする。ふつうの伝達では伝達物質を結合した受容体分子だけしか活性化されない。

容体分子も、ポスト細胞の反応も、容積性の伝達方式も、ホルモンのそれらと重なります。

でも、実はホルモンも、単細胞生物に似たものがあるんです。たとえば出芽酵母には、オスとメスのようなa型とα型があって、互いに他と接合するのですが、このとき型を識別する手がかりは、双方が周囲に分泌する分子です。この接合型識別分子はペプチド（小タンパク）で、多細胞生物のペプチド性ホルモンとよく似ています。その受容体も、ホルモン受容体とよく似ています。原生動物の生殖（接合）の場面でも、同様のしくみ（ガモン）が働いています。多細胞生物のホルモンとの違いは、信号分子を周囲に拡散させるか、血流に乗せて標的に届けるかだけです（単細胞生物には血管などありませんから、そうせざるをえません）。そう考えると、ホルモンも調節性伝達も、神経系の新発明ではなく、やはり単細胞生物時代からあった情報伝達のしくみの流用のように見えてきます。

シナプスの統合

神経伝達の多くは多対多であるといいました。1個のポスト細胞に着目すると、同時にあるいはバラバラに、多くのプレ細胞から電位性伝達を受けます。プレ細胞の中には、興奮を促す焚きつけ役の興奮性プレ細胞もあるし、興奮をおしとどめる抑制性プレ細胞もあります。ポスト細胞はそれらを合算して、自分が興奮するかどうかを決めます。この合算のことを、重々しく「統合」といいます。「合算」でいいのに。

合算、いや統合して「よし、興奮だ」と決断する水準値を「閾値《いきち》」といいます。閾とは「敷居」の意味ですが、なかなか読めないので、ひところ「しきい値」というかな混じり表現が使われました。しかし、最近は敷居が何かも知らない学生が増えてきて［※5］、どうせ知らないならもう同じことですから、多くの教科書で「閾値」に戻されています。開き直ったわけです。似たような医学用語の例に「腔」の字があります。鼻腔《ビクウ》や腹腔《フククウ》は、「腔

※4　調節性伝達に使われる伝達物質には、代謝産物の転用タイプと、通信専用に遺伝子から新規合成されるペプチド（小タンパク）タイプの両方がある。それに対して、ふつうの伝達は、代謝産物転用タイプのみ。

※5　敷居が、扉やふすま・障子の床部分にある建築上の構造、ということは、さすがにまだ知られている。が、「そこを踏み越えて殿の御前に出るか否かが決断のしどころぢゃ、ひとたび越えたら戻れまいぞ」という含意が通じないのだ。

の字はコウであってクウとは読まない」と国語学者から叱られたため、「教養不足は恥ずかしいから、正しくビコウ・フクコウと読もう」といわれた頃があります。しかし、「ビコウじゃ鼻孔と区別がつかない」と現場から不満が出て、今は開き直ってビクウ・フククウに戻されました。

ふつうの伝達(電位性伝達)のシナプスは、主に樹状突起の上にあります。樹状突起は長いので、核のある細胞体からみると、近くで受けた信号は大きくみえますが、遠くで受けた信号は減衰して小さくしかみえません。どの程度離れるとどの程度減衰するか、などという理論や計算も、生理学の試験によく出ます(出します)が、ここでは省きます。要するにシナプス信号の合算は、信号を受けた位置の重みを加味した合算ということです。これを空間的加算といいます[※6]。一般に、抑制性シナプスは、細胞体に近い場所についていて、重みが大きい傾向にあります。つまり、遠くの方で、多勢がヤイノヤイノ気勢を上げても、近くでダメッと一喝されると、ポスト細胞は興奮できないのです。国連常任理事国の拒否権みたいなものです。

※6　興奮信号にも抑制信号にも、時間的にある程度の後引きがあるので、全く同時に入った信号だけでなく、少し遅れて（百分の一秒くらいまでなら）入った信号も合算に加われる。この時間的要素も、ポスト細胞が興奮するかどうかを決める要素として重要である。これを「時間的加算」という。

つむじまがりのコラム 3

講義

講義では席は後ろから埋まる。出席をとり終わると、「だるまさんがころんだ」のように、黒板から振り返るたびに学生が減っている。この状況を嘆く教授は多いが、教授会の会議室の席も後ろから埋まっていく。

少人数講義では、学生は抜けられない代わりに寝る。一人寝、二人寝していくうち、寝せまいとする教授（私）は、狙いをつけた学生を見据えながら話す。狙われた学生は、周囲を見回して「なんで俺が」と嘆くが、あるツワモノ学生は次のような手を使った。彼は机から鉛筆を落とす。私は思わず落ちて転がる鉛筆に視線を向ける。鉛筆が止まって視線を戻したとき、彼はすでに机に伏せていた。

こうなったら私も寝てやろうか、と思ったが、さすがに思いとどまり、しばらく沈黙した。すると、学生は一人二人と起き出す。授業が終わったと思ったのだろう。へっへっ、そうはいかない。こうして教授と学生の戦いは続く。

04 神経回路

反射

神経系は回路として働きます。プレとポストの関係が多対多であれば、神経回路はまさにネットワーク（網状構造）とよぶにふさわしいのですが、いきなりそれでは理解が追いつきませんから、まず最も単純なプレ1対ポスト1の例から、神経回路の説明を始めましょう。

これからソフトボールを渡しますから、手で受けてください。といわれて受けたボールが予想より重かったとします。あなたはボールを落さないよう、腕を縮み返すでしょう。このとき何か起きているか説明します［挿図1A］。ボールが予想外に重かったため、腕の筋

図1：反射

A:筋伸張反射　神経間シナプスは一つ。B:皮膚熱刺激による脊髄反射　神経間シナプスは二つ。

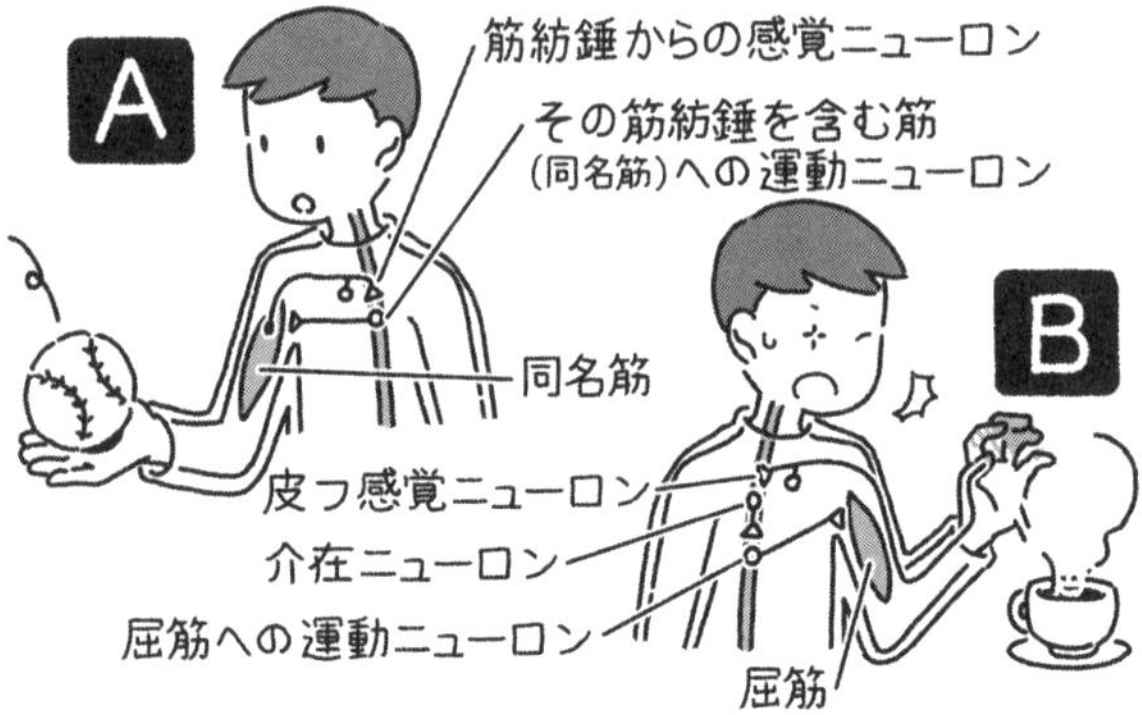

肉は受動的に引っ張られます。すると筋肉の中に埋め込まれている張力センサー、筋紡錘についている感覚ニューロン（Ia繊維という）が「伸ばされちゃったー」という信号を脊髄に送ります。その軸索末端は、当の筋肉を支配している運動ニューロンにシナプス結合していて、運動ニューロンは収縮指令を出します。これで元の状態に戻すのです。これを筋伸張反射といいますが、この神経回路はシナプス1個だけですからとてもはやい。ソフトボールの受け渡しなど持ち出したのですごく特殊なケースのように聞こえたかもしれませんが、実はこの反射は、筋肉の長さを一定に保つために常に働いているものなのです。当たり前すぎて気がつきませんが。

次はもう少し複雑な反射。あなたが淹れたての紅茶のカップを持とうとしたら、予想外に熱かったとしましょう。あなたは慌てて手を引込めますね。これは指にある高温感覚ニューロンが興奮して脊髄で腕を縮める筋肉（屈筋）運動ニューロンに興奮を伝えて屈筋に収縮指令を送るのですが、その間にもう1個ニューロンをはさんでいます［挿図1B］。介在ニューロンといいます。だからこの回路のシナプスは2個で、筋伸張反射よりほんのちょっと遅い［※1］。なんで介在ニューロンなんか置くのかしらね。

こうした危険回避行動の回路は、ヒトでもカエルでも一緒です。すでに用語を出してし

※1　実際には、これも多数の高温センサーが一斉に興奮し、多数の運動ニューロンが（上腕の屈筋ばかりでなく、指の筋や下腕の筋の運動ニューロンが）長短・強弱さまざまな収縮指令が出している多対多の反応である。なお、屈筋とは収縮によって関節開度を減らす筋肉をいう。たとえば肘《ひじ》を曲げるのは上腕二頭筋。伸筋とは関節開度を増す筋肉をいい、たとえば肘を伸ばす上腕三頭筋。反射は素早いが、それでも有限の時間がかかる。陸上競技で、ヨーイドンのドンから0・100秒未満でブロックから離れるとフライングになる。ドンより後でもフライングである。それは、ヒトは反射にもこれだけ時間がかかる動物であるから、それ未満なら予測で出たと判断されるためである。100m競走で0・1秒の差は大きいから、イチかバチかのヤマカンでスタートされてメダルの色が変わったのでは興ざめだからである。

まいましたが、こうした定型的運動を「反射」といいます。これが働かないとヤケドします。この回路をもたない動物はいなかったか、いたとしてもたぶん絶滅しました。

ついでといってはなんですが、体性感覚ニューロンは、脊髄内で、脳へ「熱いぞ」という信号を送るニューロンにも信号を伝えます。その結果、脳でいろいろな反応が起こりますが、それは数多くのシナプスを経ての反応なので時間がかかります。したがって、あなたが「うわ、熱っ」と思ったり「アチッ」と言ったりするのは、すでに手を引込めた後のことです。ここらになると、ヒトとカエルで少し違うかもしれません（カエルも、いつものようにケロッとはしておらずグエッとか鳴きますから、結構同じかもしれません）。

さて、手を引込めたはいいけれど、この運動は別の結果を引き起こします。もともと手を伸ばしてカップをとる予定だった腕の伸筋は、急に逆の力が発生して伸ばされたわけですから、筋伸張反射を発動して元に戻そうとするでしょう。しかし、それではヤケドを避けられない。実際にそうはならないのは、高温感覚ニューロンが、屈筋運動ニューロンに興奮を伝えると同時に、伸筋運動ニューロンに抑制をかけているからです［※2］。間に立つのは抑制性の介在ニューロンです［挿図2A］。この回路もシナプス2個ですね。20行ほど前「なんで介在ニューロンなんか置くの」といいましたが、たぶん、興奮と抑制でシナプス数を同じにして、時間的に釣り合いをとるためではないかしら。

それからあなたが右手を引っ込めたとき、左手や右足はどうしていましたか。あなたは気づいていないかもしれませんが、ちゃあんと体のバランスを保ってひっくり返らないようにしていました。これは、脊髄の右側から左側に信号が送られ、左腕や脚の伸縮を調整していたからです。これも反射ですが、これに関するニューロンとシナプスの数はますます増え、回路はだんだん複雑になってきました［挿図２Ｂ］。

しかし、このティーカップが、ミスタードーナツの景品でもらったやつではなく、高貴なるウェッジウッドであったとしましょう。あなたは多少熱くても、ぐっとこらえて手を離したりせず、ゆっくりソーサーに戻すでしょう。それは、このウェッジウッドは落しちゃいけないものだぞと、あらかじめ高温センサーニューロンの伝達に抑制がかけてあったからです。つまり、反射には調節がかけられるのです。これが働かないようだと、人生の

※２　少数の例外はあるものの、一般に、１個のプレ細胞があるポスト細胞には興奮信号を、別のポスト細胞には抑制信号を出す、というような器用な伝達はできない。そのため、高温センサーニューロンは、伸筋運動ニューロンを直接抑制することはできず、まず脊髄内の抑制性ニューロンを興奮させ、それが伸筋運動ニューロンを抑制するという手順をとる。シナプスが一つ多いから、そのぶんわずか遅れる。

図２：神経回路

図1B（P.92）の脊髄反射とセットで働く回路
A：拮抗筋の抑制。伸筋が伸ばされて起こる筋伸張反射を抑制する。
B：姿勢の維持。反対側の腕を伸ばして、体のバランスを保つ。図の上方が脊髄の背側。

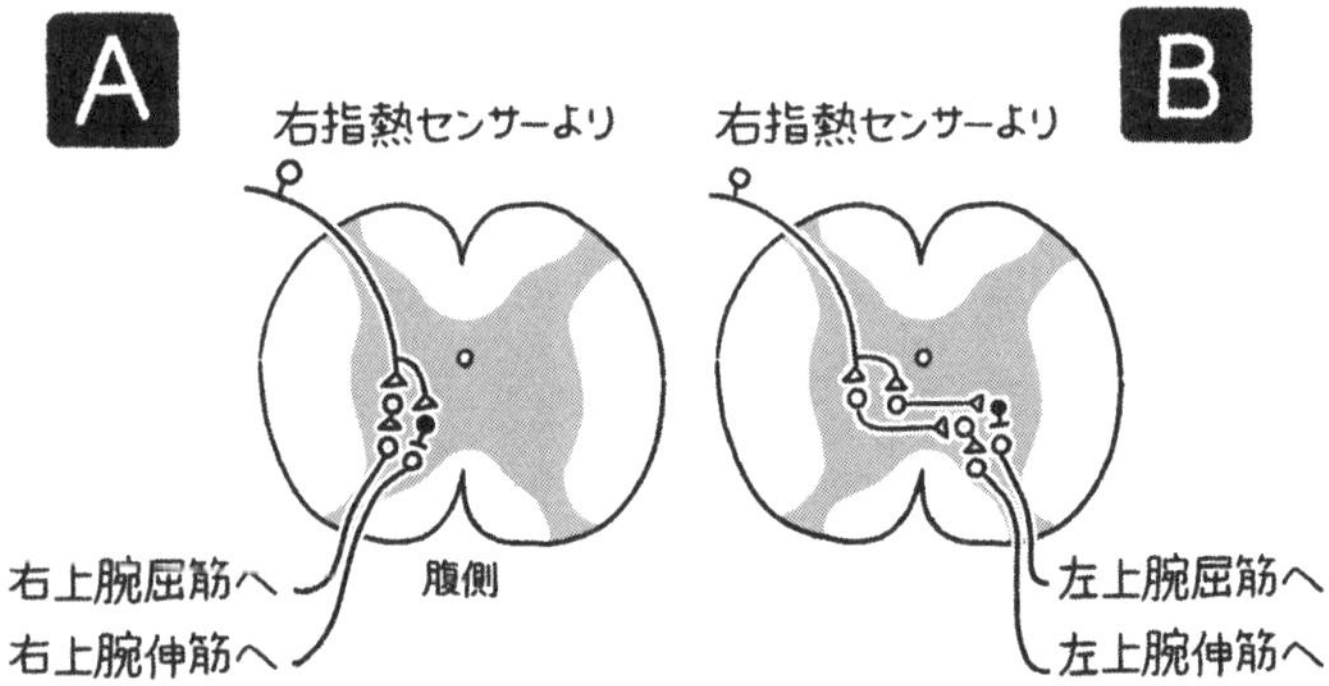

成功はおぼつかないことになります。

シェリントンのくびき

反射だけで相当に複雑・精緻なことができます。昨今は「残虐だ」「動物愛護の精神にもとる」と非難されるので、やらなくなってしまいましたが、昔は、頭を断ち落としたカエルの背中に、酢を沁ませた濾紙片を置くという実験が、中学校の理科の時間に行われていました。カエルは、頭がなくても、正確に濾紙の位置に後ろ肢を運び、濾紙片を掻き落とします。一度で落とせなくても、濾紙の位置を追いながら、何回かの試行後には掻き落とします。1つの反射の結果が次の反射をよび、一連の反射の連鎖で目的が達せられるわけです。私を含め、当時の子どもたちは、残虐だとも思いましたけれど、それ以上に「すげぇ」と感激しました。

英国の生理学者チャールズ・シェリントン卿（1857-1952）は、人生もそんなものではないか、と考えました[※3]。赤ん坊は、生れ落ちたら、臍帯《さいたい》からの酸素供給が絶たれて酸欠になりかけますから、反射でオギャーと泣いて羊水を吐き出し、自力呼吸を始めます。空腹になったら、反射でエーンと泣いて乳を求めます。母親は母親で、その泣き声に反射で答え、授乳を始めます。赤ん坊は満腹したら反射で眠りに落ちます。そのような環境や他者から受ける刺激への反射と、それがもたらす結果への反射、人間も刺激と反射の連鎖で生きているのではないか、というわけです。そうやって、死ぬまで刺激と反射で自動的に生きているなんて、何だか虚無的な考えですが、幼いころに父を亡くして養子とな

※3　シェリントン卿の主業績は、「一つの筋が収縮するときには、拮抗筋（伸筋に対する屈筋のように、逆の運動を起こす筋）は弛緩する」という「シェリントンの法則」とその機構の解明であり［挿図1］、これに対して1932年のノーベル生理学医学賞が授与された。なお、ギリシャ語のsynapsis（接続）から、シナプスという語をつくったのは彼である。

り、継父の家業の医者の道に進まされる、という卿自身の人生を反映しているようにも思われます。

中枢パターン発生器

1930年代の神経生理学は、動物のさまざまな運動を反射としてとらえ、その神経回路を見つけて決定することに熱中していたともいえます。しかし、そうした研究の中から、反射説への疑義も生まれてきました。

バッタは翅《はね》を打ち振って飛びます。反射説によるなら、バッタが翅を打ち下ろすと、それによって表皮か関節かの感覚神経に刺激が入り、それに翅打ち上げ運動ニューロンが反射で応じて、翅打ち上げ筋が収縮する、それによってまた別の感覚神経が反射を起動し、翅打ち下ろし運動ニューロンが興奮して、打ち下ろし筋が収縮する、その繰り返しだろう、ということになります。ところが、米国の動物生理学者ドナルド・ウィルソン（1932–1970）が、一切の感覚を断ち切っても、翅の打ち上げ・打ち下しサイクルは続いたのです。

もっともすなおな解釈は、バッタの神経系のどこかに、前後左右計4枚の翅の打ち上げと打ち下しに関わる計8種の運動ニューロンを、順序とタイミングを守りつつ自動的に繰り返し活動させるような神経回路がある、とすることでしょう。ウィルソンは、胸部神経節にそれを発見しました［※4］。この神経細胞セットは、感覚神経をすべて除き、翅すらすべて除いた後も、なお規則正しく翅運動ニューロンの発火を指令し続けたのです。このような自動的に活動する回路を「中枢パターン発生器」（CPG; Central Pattern Generator）とよびます［挿図3］。こうしてウィルソンによってシェリントン卿のくびきが解かれると、CPGは昆虫だけでなく、脊椎動物にも次々とみつかりました。

余談ですが、ウィルソンは、冒険家としても知られていました。カリフォルニアやニューメキシコのロウソクのような岩山に、ロープ1本でたびたび登り、ときどき落ちました。1956年3月、アリゾナのスパイダー・ロック（高さ244m）に初登攀した時の彼の手記は、彼を当代随一の冒険家に押し上げました。しかし、1970年6月、アイダホの

※4　Wilson DM (1961) The central nervous control of flight in a locust. J Exp Biol 38:471-490.

図3：バッタの飛翔

胸部神経節内にあるCPGが、前翅・後翅の打ち上げ筋・打ち下ろし筋を、一定の順序で周期的に駆動する。

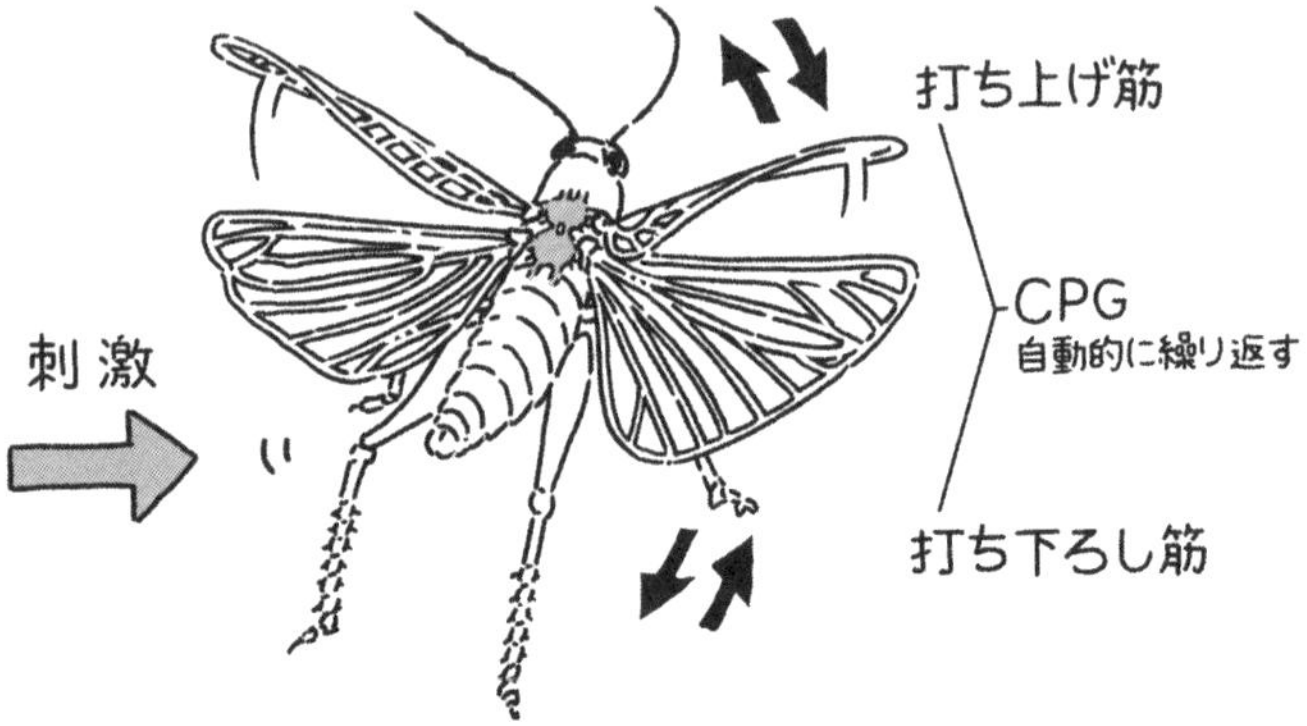

サーモン川で急流の筏《いかだ》下りに挑んだとき、仲間の一人が川に落ちたのを助けようとして、時速15マイル以上の激流に飛び込み、水死しました。享年37。

話を戻します。当初「パターン発生」という表現には、繰り返し運動のための、というニュアンスが込められていました。動物の運動には、泳ぐ・歩く・飛ぶ・鳴く・呼吸する・腸を伸縮させて食物を送る、などなど、繰り返しの運動がたくさんあります。CPG研究の初期にはそうした繰り返し運動が研究対象に選ばれていたのです。しかし、研究が進むうち、繰り返しのない1回かぎりの運動にも、同様の神経セットが見つかってくると、「繰り返し」のニュアンスは徐々に薄れ、現在は「定型運動のための神経回路」というニュアンスに置きかわっています。

念のためにいいますが、反射説が間違っていた、ということではありません。反射は反射で、たしかにあります。ただ、運動・行動のすべてが反射によるわけではない、ということです。前節で、人生が反射の連続で説明されてはやるせない、といいましたが、あらかじめ一連の活動順列を決めているCPGによって運動・行動が規定されているというのも、同じくらいやるせないですね。反射にもCPGにもよらない、まったく自発的で1回きりの活動も、あるとは思いますが、そういう予測不能の単発現象は、実験科学の解析対象になりにくいので、そのしくみはよくわかっていないのが実情です。

なお、感覚刺激はCPGに全く影響しないかというと、そうとはかぎりません。感覚刺激によって繰り返し周期の長短が変化したり、あるCPGから別のCPGへの切り替えが起きたりする例もたくさん知られています。そもそも、今活動しているCPGが起動した原因は何かと考えると、それは感覚刺激だということになりますしね。

指令ニューロンもしくは中枢

CPGは、飛翔や歩行の神経基盤をよく説明しましたが、それを起動させる指令はいったい誰が出すのか、という問題には答えていません。その指令を下す仮想的なニューロンを「指令ニューロン」(command neuron)と名づけ、その発見を目ざしたのは、カリフォルニア工科大学の池田和夫博士(1926－)です。彼が、アメリカザリガニが泳ぐのに使う腹《ふく》肢《し》(遊泳肢)のリズミックな繰り返し運動を起動するニューロンを、腹部神経節に同定した1964年の論文[※5]は、記念碑的な業績です。池田博士はその後、ショウジョウバエの行動遺伝学に取り組み、そこでも多くの先駆的な業績を残しました。

指令ニューロンには、神経経路の最上位にあって下流のCPGを起動する1個のニューロン、という含意があります。しかし、本当にただ1個のニューロンが指令を下しているという実例は、あまり多くは見つかっていません。キンギョの後脳にあるマウスナー細胞は、その少ない実例の一つです。金魚すくいのコツは、ポイ(針金の輪に薄紙を張ったすくい具)の縁でキンギョの体側に触れ、跳ね上がったところをボウルで受けることです。キンギョをポイに載せようとすると、強くはねて紙はたちまち破れます。キンギョに限らず、魚は体側に接触を受けると、刺激から逃れる方向に体を力一杯曲げる性質があります。それを繰り返して刺激源から逃げるわけです［挿図4］。したがって、まな板に載せられた魚はビチビチと跳ねます（コイは跳ねないことになってますが、ウソです、跳ねます）。この行動を指令するニューロンが、マウスナー細胞です。そのほかには、ザリガニが、上から突かれたり、後から突かれたりしたときの逃避遊泳ＣＰＧを起動する巨大介在ニューロンとか、いくつかの例はありますが、やはりあまり多くの実例があるとはいえません。

しかし、１個ではないが、比較的少数のニューロン「群」でもよい、と概念を広げたな

※5 Ikeda K, Wiersma CA (1964) Autogenic rhythmicity in the abdominal ganglia of the crayfish: The control of swimmeret movements. Comp Biochem Physiol 12:107-115. アメリカザリガニは、頭胸部のハサミのついた歩脚以外に、腹部に遊泳のための橈《かい》のような肢をもち、これを前から後ろに順序よく打って泳ぐ。話は変わるが、私が大学専門課程で最初に受けた実習は、１か月間、ザリガニを好きなだけ使ってよいから、解剖して形態と機能の関係を考えよというものだった。ちゃんと取り組めば色々なことが学べる、意義深ーい実習だったのだが、すぐに飽きて、焼いて食べたりしてしまった（ザリガニはもともと食用だし、それをエサにして三四郎池で釣れるウシガエルも食用蛙だし、それほど目的外の使用法でもなかったと思う）。

図4：キンギョの逃避

皮膚刺激がマウスナー細胞を発火させ、脊髄各段のCPGを駆動して、くり返し体を曲げる。

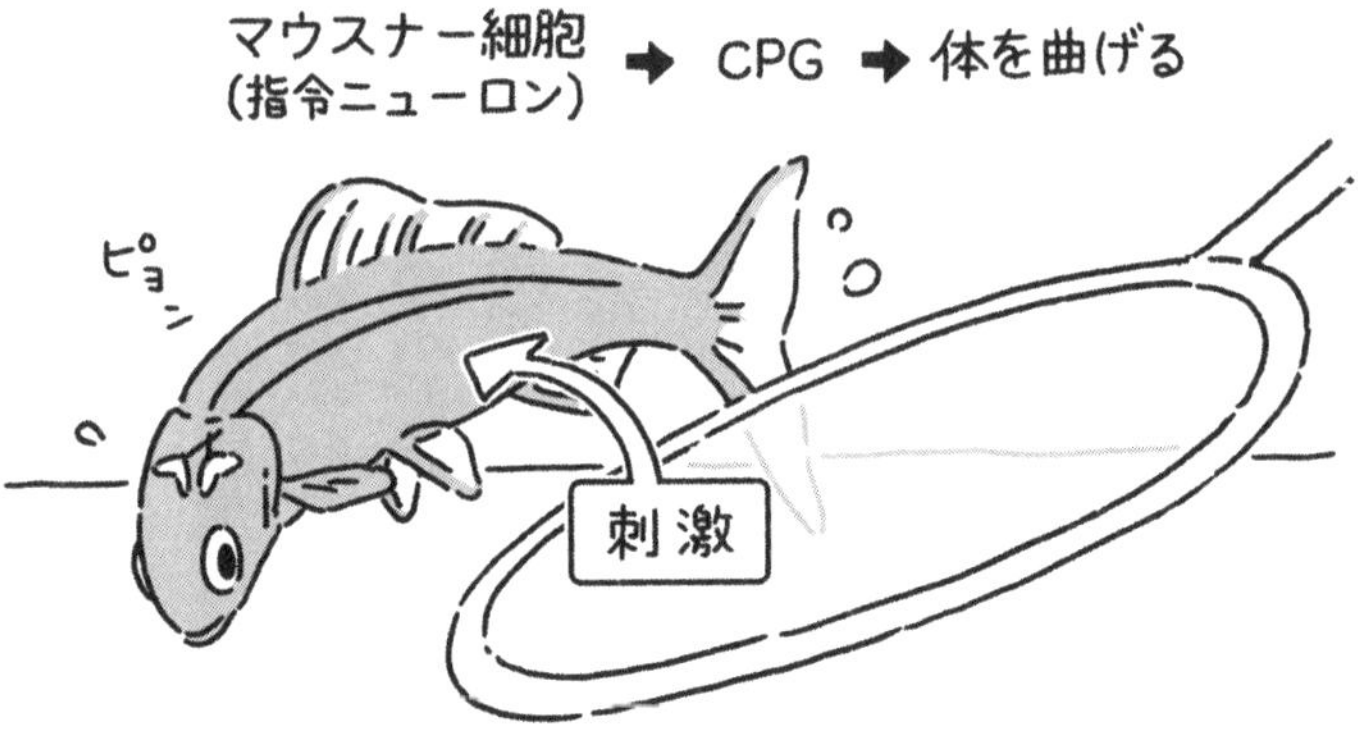

らば、その実例はたくさん知られています。それらを「〇〇中枢」とよび習わしています。中枢というといかめしいけれど、英語でいえばセンターです（って、さっきいったな）。哺乳類の行動指令センターについて、「満腹中枢」「摂食中枢」の例を挙げて説明しましょう。

ヒトを含む哺乳類の脳幹にある、視床下部腹内側核というニューロン群は、もし損傷すると、エサのあるかぎり止めどなく食べるようになります。体の前後より左右の方が長い、円盤状の「超肥満」ネコの姿は、ユーチューブなどで見れますが、かなりのインパクトがあります。逆に、摂食中の正常ネコの腹内側核を、電極を通して刺激すると、摂食が止まります。これらの実験から、腹内側核は「もう満腹だぁ、食うのはよそう」という指令を出している「満腹中枢」だと考えられます。詳細に調べてみると、腹内側核のニューロンは血管に突起を伸ばしていて、血中ブドウ糖濃度を測っていることがわかりました。「グリア細胞」（P.36－）で、ニューロンはアストログリアによって血液から隔離されているという、脳血液関門の話をしましたが、腹内側核ニューロンは数少ない例外です。

その腹内側核の隣に広がる視床下部外側野のニューロン群は逆で、損傷するとエサを食べなくなります。ガリガリに痩せても食べません。逆に、正常ネコの外側野を電気刺激すると、エサを食べ続けます。エサを与えれば食べる、というだけでなく、目の前にエサがなければ、エサを探す行動から起こします。つまり、「腹減ったぁ、なんか食うもんないかぁ」という男子中学生のような行動を、ワンセットで引き起こす「摂食中枢」だと考えられます。ダイエットが昂じて、全く食欲をなくした少女（拒食症）では、この部分に異常があるケースが見つかっています。そうなると、もはやマシンの故障であって、心理の問題ではなくなり、激励や説得では回復できません。この外側野ニューロンも、血中ブドウ糖濃度を計測しています。腹内側核ニューロンが、ブドウ糖濃度の上昇で活動するのに対し、外側野ニューロンは、ブドウ糖濃度の低下で活動するところが違いますが。

飲水行動を、探索行動からワンセットで起こす「飲水中枢」も知られています。一連の性行動をワンセットで誘発する「性行動中枢」も知られています[※6]。そのほか、およそ日常用語で「本能」とよばれる行動は、その動物種特有の定型的な一連の行動連鎖ですから、あらかじめ遺伝的にしつらえられたCPGと、その上位にある指令ニューロン群＝○○中枢の開始指令によることは、容易に想像がつくでしょう[※7]。

※6 雄の配偶中枢は、視床下部内側視索前核で、ここが活動すると、雌の探索から交尾まで、ワンセットで起こる。ここを電極で刺激された雄ネコは、隣にいるのがイヌであっても挑みかかる。実に単純だ。それに対して、雌の配偶中枢は、雄のようにここだと限定できる部位が見つからない。内側視索前核を刺激しても、部分的な反応しか起きない。複数部位に分散しているらしく、そのうちの一つが、満腹中枢でもある腹内側核である。雌ネコの扁桃体を破壊して、性行動を含めた行動全体を高進させた上で、腹内側核を追加破壊すると、性行動は消失する。したがって、デートで食事に誘うのは、神経科学的に理にかなっている。また大脳皮質の関与も雄より大きく、女性が「ことばに弱い」傾向を裏づける。男性読者にだけ有利な情報を流したのでは片手落ちなので、女性読者にも有用な情報を伝えよう。「この男あやしいな、ただの遊びかも」と疑念が湧いたら、男の目を見ながら唐突に「ねえ、私のこと好き?」ときこう。このとき瞳孔がぱっと広がれば本気、しゅっと縮めば遊びだ。これは自律神経反応なので、意志では制御できず(「メーキング・オブ・末梢神経」P.48参照)、本音が出る。しかし、あなたの方が本気なら、これをしてはいけない。「愛を試しちゃいけない」とは誰のセリフだったっけ。

※7 中枢は必ずしも脳にあるとはかぎらない、たとえば排便の中枢は仙髄にある、排便中枢の話をすると、必ず思い出してしまうのは、わが畏友Y君である。同君は今は日本を代表する脳生理学者の一人として謹厳な講演をするが、元来は正反対で、学生時代トイレから実習室に戻るたびIch hunbatte das Unch! などと宣言して、同級の女子学生(彼女らも今は一流の研究者である)の顰蹙《ひんしゅく》を買っていた。彼によれば、hunbatte は hunben の過去形で、活用は「愛する」lieben-liebte-geliebt と同様に、hunben-hunbatte-ge…(やめた)。

つむじまがりのコラム 4

棒暗記

医学部の授業では覚えるべきことが多い。骨の名前や神経の名前は、理屈抜きで覚えなくてはならない（命名に理屈はあるのだが、それを覚えようとしたら、さらに荷が増す）。しかし、私が講義する生理学は、なぜそうなるのかを問う論理の学問だから、授業では「覚えるな、考えよ」と繰り返す。これが通じない。無理もない、他では「考えるな、覚えよ」と教え込まれるのだから。

彼らは、覚えるために、いろいろなテクニックを使う。代表的なのが語呂合わせだ。たとえば、生化学で「奥井朝子不倫」という。誰だ奥井って、不倫は◯ッキーじゃないのか。これは、生体が糖からエネルギーを取り出すメイン反応である「TCA回路」の覚え方で、「オキサロ酢酸ークエン酸ーイソクエン酸ー…」の頭文字を順に並べたものだ。薬理学で「さあいじくろう」といえば、消炎鎮痛薬の開発史で「サリチル酸ーアスピリンーインドメタシンージクロフェナク」である。概して下ネタが多いのは、やっぱり覚えやすいからだろう。女子学生は使いづらい？　そんなことはないようだ。

生理学教師として、論理を強調して暗記を排除しようとすると、学生は焦れて「結局要点は何ですか」と聞く。「国試（国家試験）に論理は出ませんから」。困ったものだが「いい国作ろう頼朝さん」「水兵リーベ僕の船」「貸そうかな、まあ当てにすな」など、私も時々使うし、しょうがないか。

05 神経系のクセ

神経系には、いろいろな共通の特性があります。初めて聞いたときには「なぜそうした戦略を採ったのだろう」「なんでそないになってるのん」と、きっといぶかしく思います。しかし大半は、他を学んだ後にあらためて考えてみると、「なるほど合理的だ」または「さすが神様はよう考えてはるわ」と納得できます。でも一部には、やっぱりよくわからないものもあります。だから研究を続けるわけですね。それらの神経系の特性、というかクセ、を挙げていきましょう。

地理的対応

図１：視覚野の地理的対応

網膜上の像は、後頭葉の視覚野に空間配置を保って「映写」される。
ただし、脳の内部ルールによるので、外界そっくりそのままではない。
たとえば視野の右半と左半は独立に処理され、高次野で左右をつないでいる。

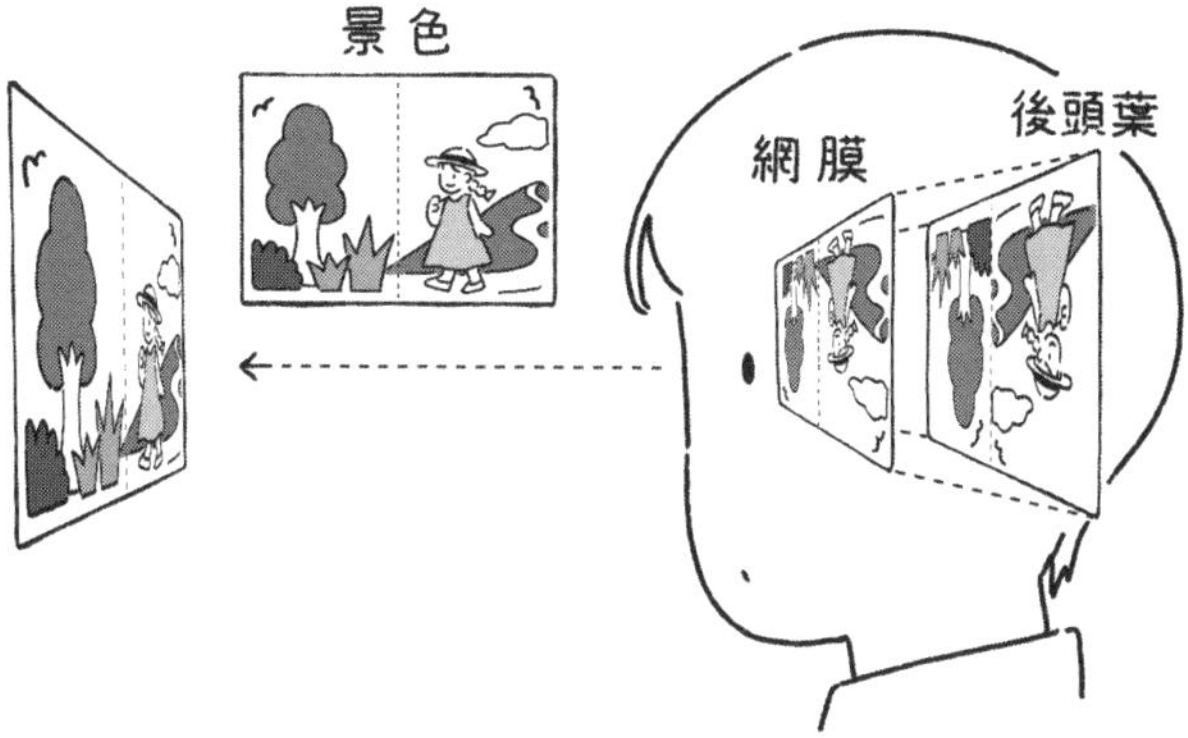

たとえば、眼の網膜に番地を振って、そこから発した視神経が脳のどこに興奮を送っているかをマークしていくと、後頭葉の表面にも番地がつきます。すると、その後頭葉の番地は、網膜の番地と相似形に並びます。つまり、外界のシーンが後頭葉に映写されたようになるわけです［挿図１］。江戸川乱歩の『幻影城』に、殺された被害者の目を調べて被害者が最後にみたシーン（つまり犯人）を再現する、というプロットがあります。うーん、目では無理でしょう（網膜は、次々に入る情報を処理するため、前の情報を刻々消去して残さないので）が、脳では強く活動したニューロンは、Ａｒｃ遺伝子やＦｏｓ遺伝子を発現しますから、後頭葉をＡｒｃタ

ンパク質やFosタンパク質で免疫染色（蛍光物質などで標識した抗体を使って、特定のタンパク質を染め出す方法）をすれば、それに似たことができるかもしれません。

それはともかく、視覚だけでなく体性感覚に関しても、頭頂葉にきれいな人体地図が描けますし[※1]、聴覚でも側頭葉に振動数に沿った地図が描けます。つまり、脳は外界の情報を、特定の内部ルールに沿ってきちんと並べ、各ニューロンに担当を割り振って処理しているらしいのです。これを地理的対応といいます。そうした方が、あとあとの処理に好都合なのでしょう。

ただし、味覚・嗅覚では、今のところ担当ニューロンの並び方のルールは見つかっていません。同じ味物質・匂い物質に応答するニューロンが集団をなしているまではわかっているのですが、その集団の並び方のルールがわからないのです。しかし、きっとまだ私たちが知らない何らかの内部ルールに従って並んでいるのだと思います。

機能局在

前項で、視覚情報は後頭葉に送られて処理されるといいました。このように、脳は部域部域で担当を分けています。大まかにいって、脳の後ろ半分は感覚、つまり情報入力担当で、前半分が運動、つまり情報出力担当です。そしてそれぞれの中で、また部域ごとに仕事の職掌分担を行っています。

19世紀初めのフランスやオーストリア貴族の間では、骨相学《こっそうがく》といって、眉毛の上が出っ張っている人は楽天的、耳のうしろが出っ張っている人は攻撃的、などというような人相《にんそう》見《み》が流行しました。まあ、現在の星占いとか、血液型性格判断みたいなものですね。そう

※1　ヒトの脳のてっぺんには、大脳を前後に分ける中心溝という深い溝がある（左右に分ける溝は正中溝という）。中心溝の崖っぷちに、崖を隔てて前側つまり前頭葉側に運動野、後ろ側つまり頭頂葉側に体性感覚野が向き合っている。そのどちらも、てっぺんが足担当で、そこから崖っぷちに沿って脚—腰—胴—腕—手と下りていき、45°くらいのところで急に顔に切り替わって、そこからまた額—眼—鼻—口—顎と下り、真横くらいのところが舌担当になる。これを図に描くと人の姿が再現されるので、運動の小人《ホムンクルス》、感覚の小人《ホムンクルス》、と呼ばれる。哺乳類なら動物種が違っても並び順は同じで、ただ、その種が重視している部分、ヒトなら手指や舌、ネズミならヒゲ担当部分が広い。広いとは、つまり担当細胞が多いということで、それだけ精密になる。背中に「て」と「こ」を書かれても判別できないが、親指の腹なら牌《パイ》の六萬《リューワン》と九萬《チューワン》を識別できる。

した軽薄な流行を苦々しく思った良識派（?）は、その2世紀前の大哲学者デカルト（1596－1650）の「脳は全体で機能する」という考えを引用して「どこが何、なんちゅうこたぁなーい」と否定しました。ですが、それはデカルトの方が間違っていました。いいえ、骨相学の性格あてはめが正しかったということではありません。眉毛の上が出っ張っていても（つまり、その奥にある眼窩《がんか》前頭皮質が平均より大きくても）、性格が楽天的とはかぎりません。ただ、脳が部域ごとに担当を分けているというアイデアは正しかった、ということです。

コラム構造

大脳皮質を表面に垂直に掘り下げていくと、同じ情報を受ける細胞が並んでいます。これをコラム（機能円柱）といいます。発達途中の大脳皮質では、「神経の素」細胞（神経幹細胞。「神経細胞の増殖」P.51でリザーブ細胞と呼んだもの）は、底の方（神経管の内腔面）で分裂し、「よし、神経細胞になるぞ」と決めた細胞は、柱代わりの細胞（放射グリア）に沿って表面まで昇っていくという挙動をとります（まだ分裂能を残しておきたい細胞は再び下に降りていきます）。したがって、１本のコラムは同じ１個の幹細胞の子孫集団（クローン）ということになります。

やがて、すべての神経細胞をつくり終えて柱細胞が消滅すると（死んでしまうのではなく、自分も神経細胞になるようです。つまり殿《しんがり》の神経細胞ですから、放射「グリア」という表現はよくありません）、コラムは中央に孔があいたパイプ状になります。ここにプレ細胞の軸索が入ってくれば、コラムの構成員は、同じ情報を受けとることになりますね。もちろん、まったく同じ処理をしても意味がありませんから、タテに並んだ順ごとに、少しずつ違った処理をします。

層構造

前の項で説明したように、神経細胞は底の方で分裂したあと表面に昇ってきますから、誕生日の順に層を成します（面白いことに、後輩は先輩を追い越して、より表面に来ますので、脳表面に近い細胞ほど誕生日があとです）。大脳皮質ではとくにそれがはっきりしていて、多くの部域で６層を区別［※2］できます（海馬はできません）。そして、層と層の間に樹状突起を伸ばし、層と層の間の軸索連絡も張られます。ただ、ある遺伝子の変異でこの層構造が逆になってしまう（後輩が先輩を追い越さずに下につく）ことがあるのですが、それでも生きてはいけるので、層構造に何の意味があったのかは、よくわかりません。

脱抑制

何かのアクションを起こすとき、担当ニューロンが起動してアクションが始まるという例は、指令ニューロンの例を挙げて話しましたが、実はそれほど多くありません。むしろ、担当ニューロンはアクション前からすでに働き出していて、ただその実行が抑制されているためにアクションに現れて来ないところ、その抑制が解かれると目に見えるアクションが始まる、というケースの方が多いのです。バッタが跳ねるときは、真っ先に後肢《こうし》の伸筋運動ニューロンが働いて跳び出すのではありません。まず伸筋運動ニューロンと屈筋運動ニューロンの両方が働き、緊張が高まったところで、屈筋運動ニューロンが抑制され、伸筋の活動が表に出てピョーンと跳ぶのです。これは筋運動の例ですけれど、同様な抑制解除による機能発現は、神経系の至るところでみられます。

ふだん冷静沈着な上司が、お酒を飲むと急に泣き出したり怒り出したりすることがあります。おそらく、ふだんからホンネでは泣きたくもあったし、怒ってもいたのですが、シラフではそれを抑制していたんでしょうね。それが、お酒が入って抑制が抑制されて[※3]、ついにホンネが出た、ということなのでしょう。

常時は抑制をかけ、その抑制を抑制することで実行が始まる、という方式のメリットは、一つは準備を整えておくことで、実行速度を高めることでしょうが、それでエネルギー上のコストに見合うのか、なんともいえません。

※2 表面の方から第I層、第II層とローマ数字を振る。視覚野などの感覚領域で、典型的な6層構造が観察されるが、側頭葉では第IV層がないか、薄い。また、海馬も皮質なのに層構造が見られない。しかし、海馬とその周囲を合わせて結合関係を比べると、縦の層を横に寝かせた形とみることもできる。
※3 なぜ抑制性ニューロンが興奮性ニューロンより先にアルコールで麻酔されるのかは、わからない。抑制性ニューロンの方が数的に多いから抑制の影響が大きく出るのか、単に小型だから（面積／体積比が大きいため、膜に作用するアルコールの作用が相対的に大きくなる）というだけかもしれない。

側方抑制

ニューロンは、周囲の（とくに横方向に隣接するニューロンの）ニューロンを抑制します。これと地理的対応が合わさると、感覚であれ運動であれ、コントラストが高まります。視覚の例でいいますと、たとえば視野の半分が暗く、半分が明るいという対象を見たとき、明るい部分の内側の担当ニューロンに比べて、エッジきわきわの担当ニューロンが受けている抑制は半分です（暗い部分からの抑制がありませんから）。したがって、明暗エッジ部分のニューロンは、明部内側のニューロンよりも強く活動することになります。少し大げさにいうと、私たちの脳は、ものの輪郭を見ているのです［挿図2］。

明治画壇の革命児、菱田春草《しゅんそう》（1874－1911）は「ものには輪郭線なんか存在しない」と喝破《かっぱ》して、従来の日本画の輪郭線を排して、画面を色面と色面だけで構成しました。人々は春草の絵を「朦朧体《もうろうたい》」とよび、これを異としました。しかし、春草の意気は買うものの、神経科学的には人々の方が正しかったようです。

あなたが道を歩いていて転んだとします。膝を打って痛い。その時あなたはどうします

図2：脳は輪郭を見ている

たとえば満月を見たとき、エッジは実際より強調される。景色でも人の顔でも同様。

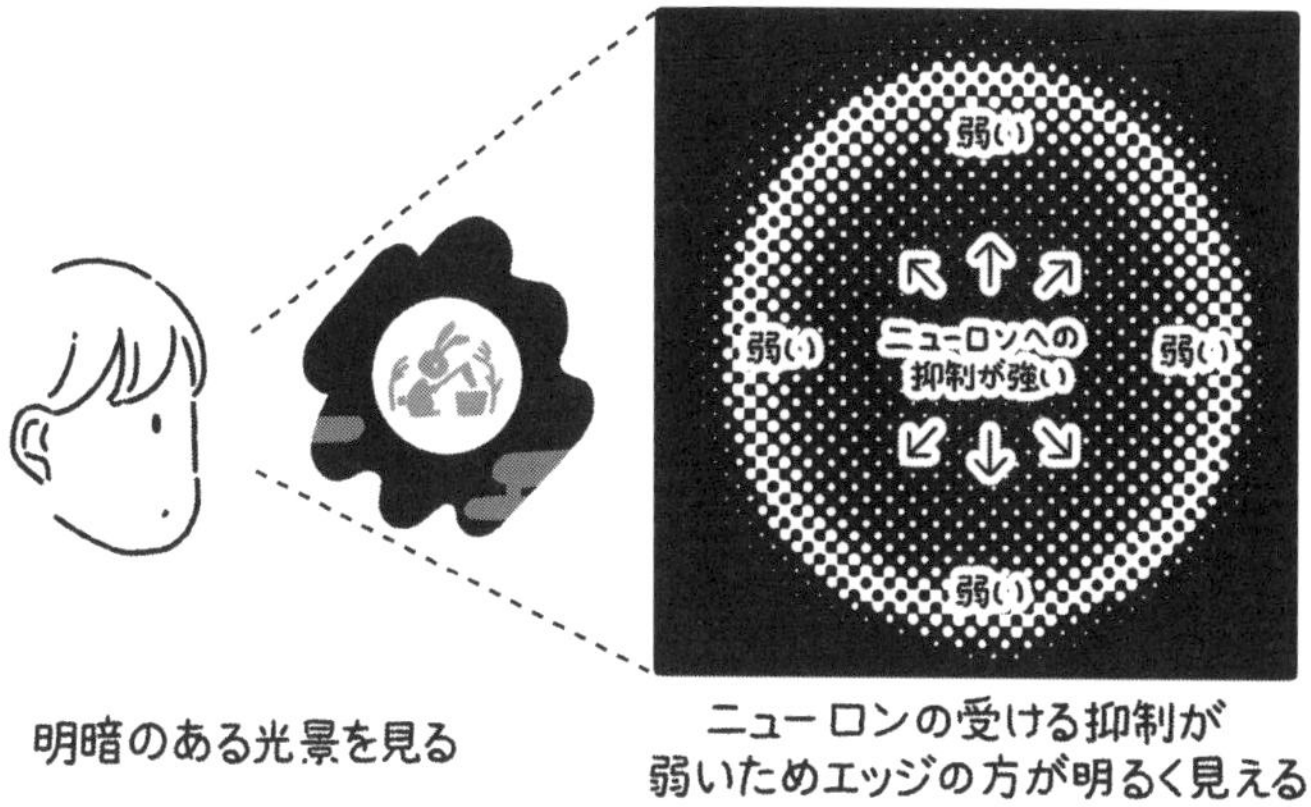
弱い
弱い
ニューロンへの抑制が強い
弱い
弱い
明暗のある光景を見る
ニューロンの受ける抑制が弱いためエッジの方が明るく見える

か？　打った膝を押さえますね。なんで？　えっ？　なんで？　血が出てないか調べるため？　ボーっと生きてんじゃねーよー。答えはー、ドドン、周囲を押さえることで、周囲のニューロンを発火させ、患部の痛覚ニューロンの活動を側方抑制するためー。誰に教わったわけでもないのに、そうやると痛さが減ることを、私たちは転びながら学んだんですね［※4］。

発火頻度符号化

活動電位は、いったん発火すれば同じ大きさ、全か無かだといいました（「電池とスイッチ

図3：刺激の符号化

発火の振幅では符号化できない。発火の頻度で符号化する。
質の異なる刺激は、それぞれ専門のニューロン集団が活動して脳が統合する。

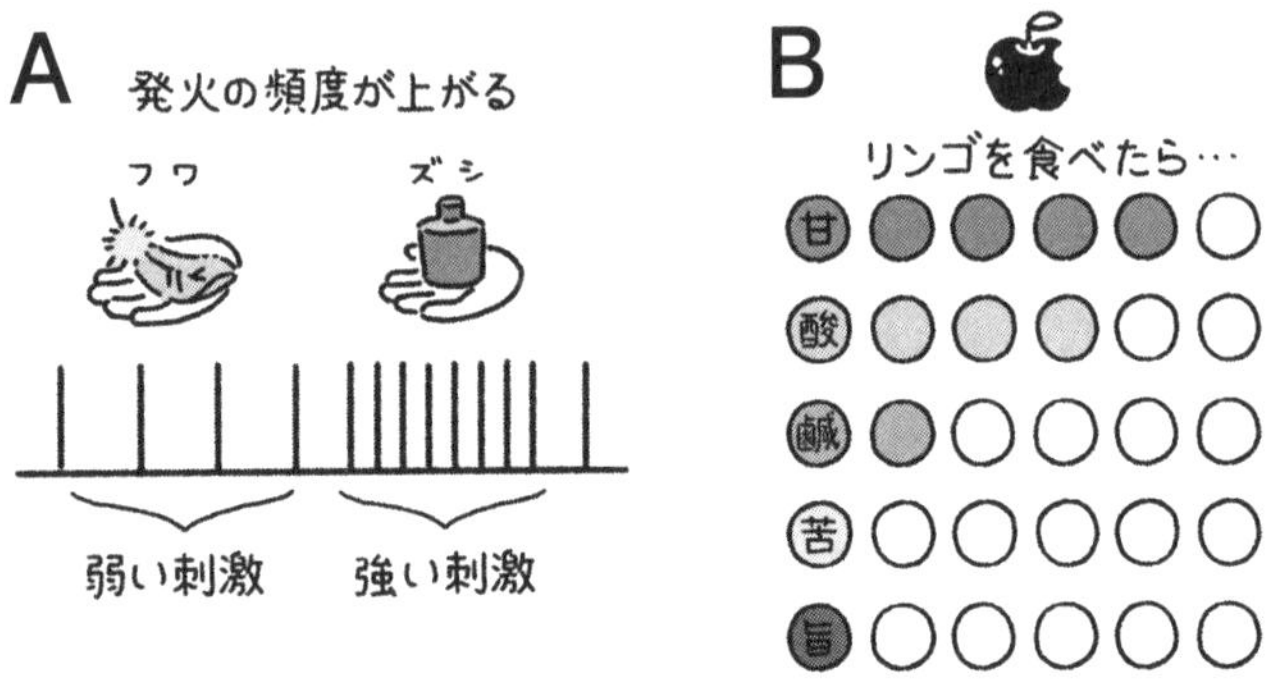

と電位依存性チャネル」[P.62↓]参照)。ならば、弱い刺激と強い刺激はどうやって区別して処理するのでしょう。それは、活動電位の発火頻度で表現します。弱い刺激には、ぱっ、ぱっ、ぱっと低頻度で、強い刺激には、パパパパと高頻度で興奮することで区別するわけです。こういうやり方を頻度符号化(frequency coding)といいます[挿図3A]。

ラジオ放送にはAMとFMとがありますね。これは、使っている電波の振動数帯の違いでもありますが、符号化方式、つまり音声信号の強弱を電波の何に翻訳して送るかのやり方、の違いでもあります。AMでは電波の振幅を変えて(Amplitude Modulation：振幅変調)符号化するのに対し、FMでは電波の振動数を小幅に変える（Frequency Modulation：振動数変調）ことで符号化します。ニューロンはFM方式を採用しているわけです［※5］。

刺激の強弱だけでなく、刺激の質を符号化する必要もあります。それは、刺激を構成する成分ごとに担当細胞を分けて、それぞれの成分がどれほどかを、興奮したニューロンの数や比率で符号化します。たとえばリンゴを食べたら、甘味担当ニューロン10個、酸味担当8個、鹹味《かんみ》（塩から味）担当3個、苦味担当1個、旨味担当1個が興奮（ほんとはもっとずっと多いでしょうが、これは喩えです）します。これを集団符号化（population coding）といいます［挿図3B］。

感覚刺激にかぎらず、神経系は、個々のニューロンは頻度符号化を、システムとしては集団符号化を行って、情報を授受しているのです。

※4　諸説ございます。「脳に患部の痛覚情報以外に周囲の触覚情報が入るため、相対的に痛覚情報がおろそかになるのだ」とか、「そもそも触覚は痛覚より優先的に処理されるのだ」とか。

※5　より正確にいえば、ＦＭは振動の振幅はアナログのままなのに対し、神経の活動電位は振幅が全か無かのデジタルで、より忠実度が高い（HiFi：High Fidelity）。これはＣＤ録音などに使うＰＣＭ（Pulse Code Modulation：パルス列変調）方式になぞらえられる。

つむじまがりのコラム 5

試験

専門課程の少人数講義では、受講生の名前も覚えていて、受講姿勢も理解度もだいたいわかるから、試験はその確認程度のもので、問題つくりにも採点にも、さほど時間はかからない。教師も学生も互いに知己だし、出題ミス（問題は不備だが、たぶんこれを訊きたかったんだろう）も、解答ミス（文章は滅茶苦茶だが、たぶんこう答えたかったんだろう）も許容される（ある程度は）。

しかし、受講生100名を超える教養課程の大人数講義では、そうはいかない。追試の必要からも短期間で採点し合否を発表しなければならず、「以下の文は正しいか、誤りがあれば正せ」みたいな問題になりがちだ。しかし、これは注意しないと危ない。「○○は△△である」に対して「誤、○○は△△であるとばかりはいいえない」と書いてくるやつがいる。何事にも例外はあるから、バツをつけられない。その例外まで知っているのは専門家だけだが、テキはこちらの専門家心理を巧みにくすぐってくる。

第2章

記憶のしくみ

さて、長かった基礎知識編を終えて、いよいよ本題に入りましょう。私がライフワークとして取り組んだ（しかしまだまだ解決にほど遠く、それは後輩の努力にすがるしかない）記憶のしくみについてです。

ただし、最初に断っておかなくてはなりません。世の中多くの方が記憶力減退に不安をお持ちか、書店の棚には『記憶の謎』とか『秘密の記憶力アップ術』とか、記憶に関する本がたくさん並んでいます。しかし、それらの多くは心理学の専門家か精神科の専門家が書かれた本で、そこで説明されている「記憶のしくみ」とは、私たち神経科学の基礎研究者が追求している「記憶のしくみ」とはかなり違うものです。

心理学では、まず記憶の分類を行います。科学の「科」とは、もともと「切り分ける」「分類する」という意味ですから、分類は科学の王道です。短期記憶か長期記憶かという保持時間での分類、陳述記憶（回想を言葉にできる記憶、動物は言葉にできないが人間のそれに相当すると考えられるもの）か手続き記憶（スキーなど「体が覚える」言葉にできない記憶）かという行為内容での分類、感覚的記憶（さらに視覚的、聴覚的、…、と細分類される）か言語的記憶かという情報モードによる分類、言語的記憶のうちでもエピソード記憶（出来事の記憶）か意味記憶（文法や語彙などの記憶）かという情報内容での分類、エピソード記憶のうちでも、過去の事実についての自伝的記憶か将来についての予想・期待を含む展望的記憶か、などなどというふうに。そして、それぞれについて、脳のどの部分が主に関わっているかを推定し（昔は、脳腫瘍や外傷・手術に伴う機能喪失例で、最近はＭＲＩやＰＥＴの脳画像［※1］例で）、それぞれに対して、脳のどの部分が副次的な調節や干渉を行うかという関係性を推論します。それが「記憶の

※1　血流量、酸素消費量、特定の分子の分布などを画像化すると、たとえば過去のできごとを回想したり、ある単語から別の単語を連想したりするときに、脳のどの部位が活動しているかを示すことができる。しかし、それは、その行為とその領域の活動との相関関係を示すだけで、因果関係を示すわけではない。ここが活動したからこうなった、この部位は○○を司《つかさど》る、とはいえない。むしろ逆で、回想や連想の原因ではなく、結果かもしれない。あるいは、真の原因が別にあって、その二つの結果を並べて見ているだけで、二者間に関係はないかもしれない。たとえば、中学校で英語の成績と数学の成績が相関していたとして、「英語は数学の理解を進める」あるいは「数学は英語の理解を高める」と結論したら、おそらく誤りである。真の原因は、塾に通う子が英数2科目を教わるため、だろう。ＭＲＩ画像を駆使したテレビの「脳科学」番組では、しばしばその種の混同がみられる（意図的に混同させているのかもしれない）。また、赤くなった（活動した）のが興奮性ニューロンなのか抑制性ニューロンなのかで、解釈は全く変わるはずだが、たいていは言及されない。

しくみを明らかにする」ということになります。臨床場面では、そうした記憶のどれがどのように異常をきたしているかが、病因推定の手がかりになるわけですし、治療方針を定めるわけですから、とても重要なことです。

しかし、基礎神経科学研究者は、脳の作業担当は領域ごとに違う（「機能局在」P.112参照）以上、内容ごとに別の領域が働くことに何の違和感もありませんが、各神経細胞で起きている細胞現象が、内容ごとにそれぞれ別だとは思われませんから、その共通機構とはどんなものなのか、それを知ることが「記憶のしくみを明らかにする」ことだと考えます。また、「調節」とか「干渉」とかは、概念的にはもっともですけれど、具体的に何をしていることなのか、抑制をかけるのか脱抑制するのか、それとももっと別の制御なのか、それが示されないと、MRIが赤くなったくらいでは「しくみ」を明らかにしたことにはならないと考えます。そう、基礎科学者は徹頭徹尾具体的なのです。抽象的思考が苦手なのです。

がんにたとえていうなら、胃がんと肝臓がん、白血病とリンパ腫はそれぞれ違うし、症状が表れた「しくみ」を診断し分けないと、治療を始められません。それは非常に重要なことです。しかし、細胞ががんになった「しくみ」は大部分共通でしょう。臨床家は前者を追求し、基礎がん研究者は、後者を追求するのです。

というわけで、この本は基礎研究者が書いていますから、記憶力の向上を目指す読者や、記憶の減退に悩んでいる読者が読んでも、あるいは記憶障害の治療法を考える読者や、記憶と自我について哲学的に考察したい読者が読んでも、それは解決しません。先に謝っておきます。ごめんなさい。

しかし、基本は同じだろうと思って研究を進めるうちに、やっぱりあれとこれとは違うということも出てくるでしょう。そうしたら、そこではじめて分ければいいのです。しかし、そうなる前から複雑に考える必要はない、という楽観的な立場（というか、思考の節約）を「オッカムの刃《やいば》」といいます［※2］。

※2 William of Ockhamは、14世紀イングランドの神学者（1285頃-1347頃）。多くの神父が二言目には「それは神の御業《みわざ》」「神のお導きによって」とするのに業《ごう》を煮やし、「何でも神様に押しつけるな、神様を呼び出すのはどうしても神様に頼らないとならないときだけにしろ」と、説教をバッサバッサと切り捨てた。いや、オッカムのウィリアムは、色んなことを深く考えた大哲学者で、安易に神に頼って自分で考えない思考放棄を戒めたのであるが、現代の自然科学では「何にでも神の御業を持ちこむな」を「仮定を過剰に置くな」という鉄則として、これをOckham's razorと呼ぶ。

01 記憶の貯蔵

スコトフォビンあるいは物質説

この本の主題においている「記憶」とは、「過去の体験に関する情報の獲得・保存・再生」のうち、「脳が行うと想定されるもの」を指すことにします。「過去の体験に関する情報の獲得・保存・再生」だけなら、遺伝現象も、その生物種のたどってきた進化の道筋や過去のありようを記録しているという意味で、「記憶」ですし、免疫現象も、過去その個体に侵入した外来物と対処法の情報を記録しているという意味で、「記憶」です。

ですから、遺伝情報がデオキシリボ核酸（DNA）の塩基配列という物質に具体的に書かれており、免疫情報もまた、タンパク質である抗体に（ということは、その設計図であるDNAに）

刻まれていることが明らかになってくると（抗体の多様性を生み出す「体細胞遺伝子組み換え」のしくみが利根川進博士（1939–）によって解明されるのは、もう少し後ですが）、議論の自然な流れとして、脳の記憶もDNAに保存されているのだろう、という想定がなされることになりました。

その一つの極致が、「スコトフォビンの発見」です。ネズミ（ラットやマウス：ラットとマウスは大きさ以外にも結構違う動物なのですが、ここでは実験動物ということで一くくりにします、ラットさんマウスさん、ごめんなさい）は暗いところが好きです。私のこどものころ、夜の天井裏はネズミの天国で、それでネコを飼ったのですが、このネコは、天井裏のような薄汚いところはお嫌いで、軒先に下げた鳥かごのジュウシマツにはちょっかいを出しても、ネズミは捕ろうとしませんでした。そのため、天井裏のネズミが夜な夜なまき散らすハウスダストがアレルゲンになって、その子は喘息に苦しみました。おっといけない、話がそれました。その暗いのが好きなネズミを箱に入れて、明るい部分と暗い部分を設けると、ネズミは暗い方に入ろうとします。が、入ると電気ショックが来るようにしておきます。電気ショックは明るいよりもっとイヤなので、ネズミは仕方なく明るい方にとどまるようになります。つまり、「暗いところは怖いぞ」という記憶ができたわけです。

こうなったネズミから脳を取り出して、その抽出物を未訓練の別のネズミの脳に注入し

図1：記憶物質説

「暗所は怖い」と記憶したネズミの脳抽出液を別のネズミ脳に注入すると記憶が移った？
有効成分は特定のペプチドだった？　現在は否定されている。

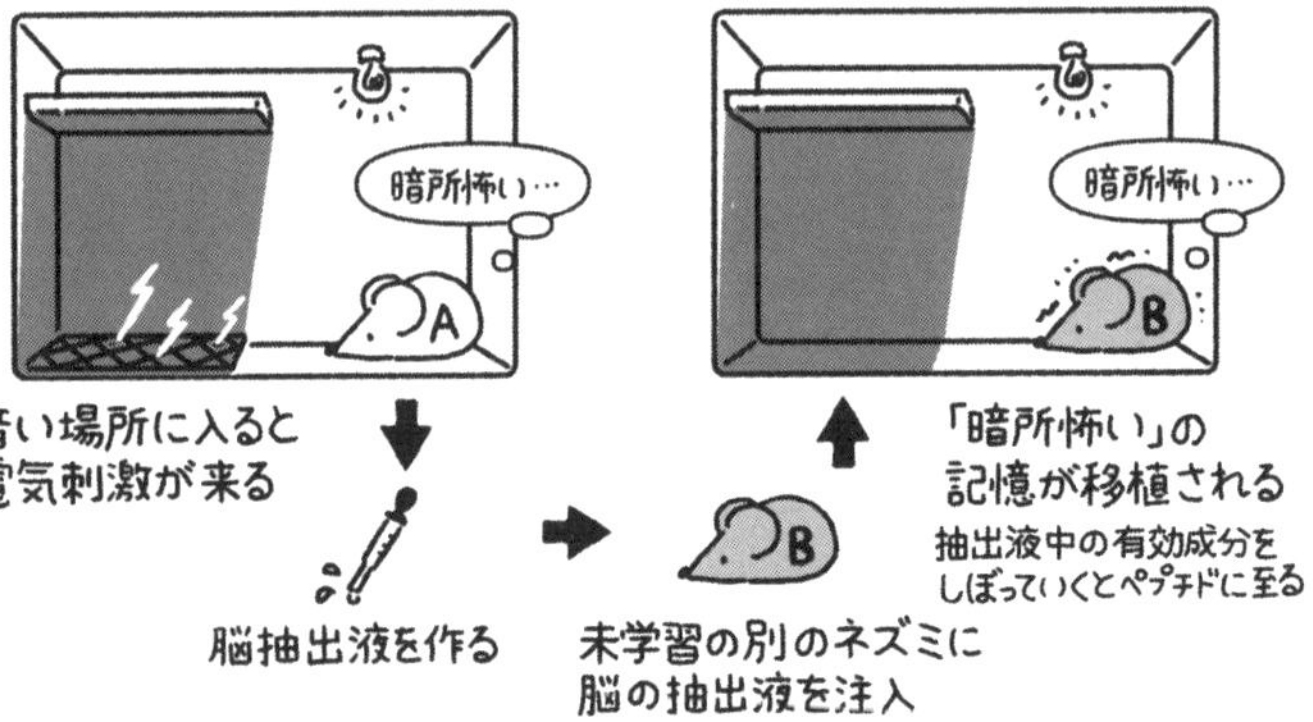

暗所怖い…
A
暗い場所に入ると
電気刺激が来る
脳抽出液を作る
B
未学習の別のネズミに
脳の抽出液を注入
暗所怖い…
B
「暗所怖い」の
記憶が移植される
抽出液中の有効成分を
しぼっていくとペプチドに至る

ました。すると、注入を受けたネズミは、「暗いところは怖い」体験を経ていないにもかかわらず、暗い方に入ろうとしなくなった、というのです［挿図1］。そして、脳抽出液をいろいろな方法で分けて有効成分を絞っていき、ついに単一のペプチド（小タンパク質）にゆきついた、という報告が、科学界で最も権威あるN誌に載ったのは1968年のことです［※1］。

論文の著者は、このアミノ酸15個の鎖（ペプチド）を、ネズミを暗所恐怖症《スコトフォビア》にする物質という意味で「スコトフォビン」と名づけました。彼らは、同じ発想で、キンギョの色弁別学習の成果を他個体に移す実験にも成功したと報告しています（1972）。

ちょうどこの頃、痛覚ニューロンが放出す

る神経伝達物質として、最初のペプチド性神経伝達物質である「Ｐ物質」の構造が決定されました（１９７１）。アミノ酸11個のペプチドでした。これを皮切りに、次々にペプチド性伝達物質が見つかり、それらの神経作用が報告されました。つまり、この時代、記憶がスコトフォビンのようなペプチド性伝達物質に刻まれるという考えには、抵抗なく受け入れられる空気が溢れていたのです。「よし、次の問題はどのようにして記憶の多様性を支える多様なペプチドが神経細胞内で作られるか、だ。免疫分野の抗体多様性の解明と競争だ。イケイケー」という雰囲気だったのです。

余談ですが、ごく最近（２０１８）になって、神経細胞にも免疫細胞と同様な体細胞遺伝子組み換えのしくみがあることが示されました。これはおそらく、神経細胞が結合相手を識別するときに使う「名札分子」をつくるためのしくみだと思われますが、もしもこれが１９７０年代にみつかっていたら、記憶物質説はさらに勢いを得ていたことでしょう。

しかし、スコトフォビンの実験は、残念ながら再現できませんでした。そもそも脳に異

※1　Ungar G et al (1968) Chemical transfer of learned fear. Nature 217:1259-1261; Ungar G et al (1972) Evidence for chemical coding of color discrimination in goldfish brain. Experientia 28:1026-1027.

物を注入されたネズミは、さまざまな異常反応を示し、中には走り回ってひとところに留まっていられないものも出てきます。それでは、計測上は暗所滞在時間が短くなったとしても、暗所を嫌ったとは認定できません。今から振り返ると、記憶形成の速さとDNAの組み換えや新規ペプチド合成の遅さとの時間的ギャップをどう説明するかとか、情報ごとに別のペプチドが作られるとしても、そのペプチドの受容体をどうやって作るのかとか、無理の多い想定だったのですが。基礎科学研究者というと、沈厚怜悧《ちんこうれいり》なる「論理の徒」みたいに思われるかもしれませんが、いやいや、SHIBUYA109に集まるギャル以上に流行に弱いものです。

ヘッブの仮説あるいは回路説

カナダはモントリオールのマギル大学で、開頭手術時の記憶想起実験［※2］で有名なワイルダー・ペンフィールド（1891－1976）に師事したドナルド・ヘッブ（1904－1985）は、1949年、のちに「ヘッブの原理」と呼ばれることになる記憶成立機構の仮説を提唱しました。それは、「同時に発火した細胞は互いに結線する（Cells fire together wire together）」という標語に要約される考えです。

これだけではわかりにくいですね。具体例を挙げましょう。さっき紹介したわが家のネコは捨て猫だったのですが、拾い上げたそのとき、私の脳には、白いという視覚刺激と、モフモフという触覚刺激、ニャーという聴覚刺激などなどが入りました。中でも毛色の印象が強かったので「シロ」と名づけたわけですが、それ以前から白い猫が欲しくて、拾ったらシロと名づけようとか思っていたわけでもなく、単なる偶然です。しかし、ヘッブの仮説が正しければ、白・モフモフ・ニャーなどなどの入力神経路の細胞群と、シロと呼ぶための出力神経路の細胞群は、偶然であれ同時に活動したわけですから、相互に結合する（または結合を強める）はずです。すると、その経験以降、白くてモフモフでニャーと鳴く動物

※２　脳腫瘍や脳出血の外科治療では、誤って組織を取り過ぎることのないよう、麻酔は局所だけの覚醒状態で、医者は患者と会話しながら施術した。脳自体には痛覚がないので、それが可能なのだ。ペンフィールドは、手術のついでに脳のあちこちを電気刺激して、何が見えるか、どんな感じかを尋ね、場所と回答を記録した。おばあちゃんの顔が浮かんだという場所をもう一度刺激すると、再びおばあちゃんの顔が浮かんだ。つまり、そこにおばあちゃんの顔の情報が保存されていると解釈される。

図2：ヘッブの原理

具体例。白くて、ニャーと鳴き、フワフワしてて、…の動物を見て「シロ」と呼んだ私は、その後同じ動物をいつも「シロ」と呼ぶ。

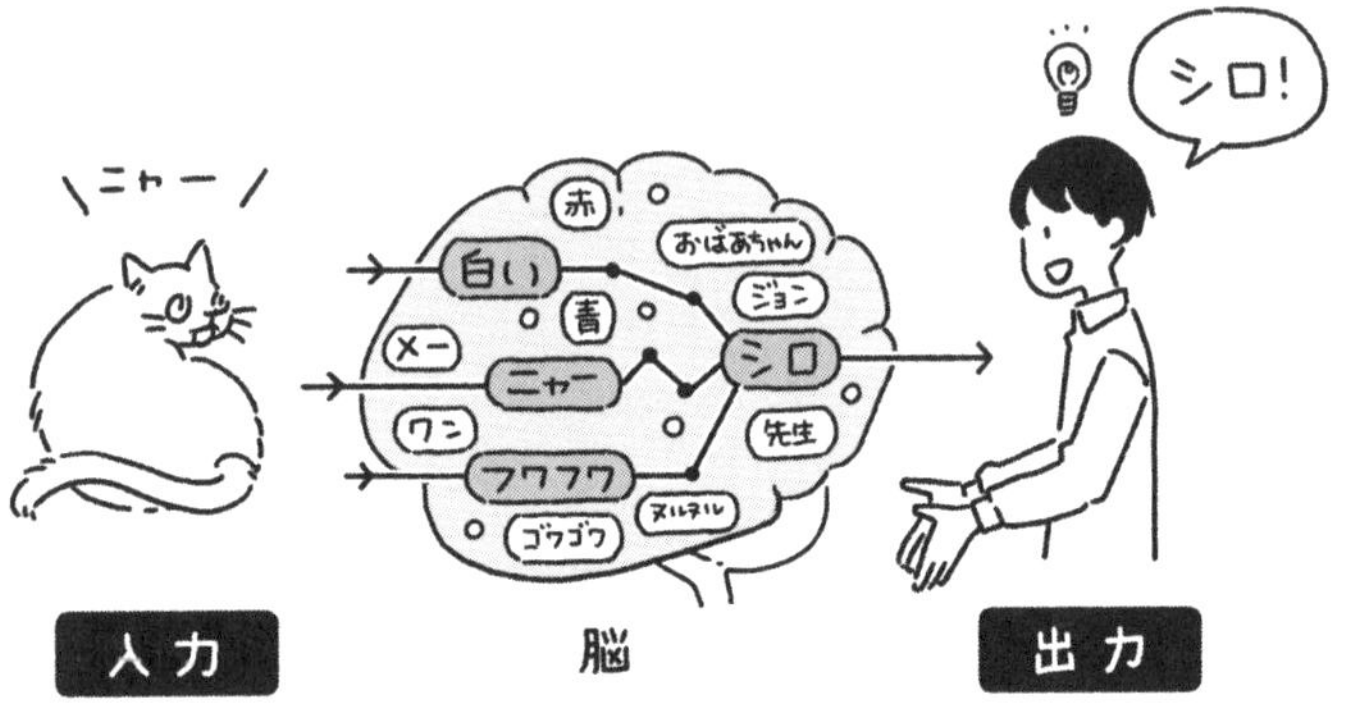

を見れば、私は「シロや」と呼ぶことになります［挿図2］。なぜなら、その経路は他の経路に比べて強化されているのですから、2度目はポチとかジョンと呼ぶ、なんてことにはならないはずです。つまり、同じ入力が入れば、パチンコの玉が同じ穴に吸い込まれるように、同じ経路が活動して、同じ出力を出すことになります。記憶とは、そういう回路強化が起ることだろうというのです。いいかえれば、記憶は回路に保存されるということです。

　これはみごとな仮説でした。しかし、さきほど述べたように、1972年に至っても、この仮説は無視され、学界はペプチド説に傾いていたわけです。それはなぜでしょうか。シナプス伝達の強さが経験によって変わりうる、あるいはシナプス結合は新しく作られうるという証拠がなかったからです。科学では、証拠のない言説は取り上げない、というのがルールだからです。いくら「○○細胞はありますっ」と言い張っても、科学では証拠がなければダメなのです[※3]。

※3　しかし、マスコミにはそんなルールはないので、「○○細胞はあるのかないのか」「セクハラとパワハラで抹殺された○○細胞」などという記事が、延々と出続ける。

つむじまがりのコラム 6

ピペットマン

一定量の溶液を吸い上げたり吐き出したりする実験用具をピペットといい、かつては側面に目盛りをつけたガラス管が主流だったが、1970年代後半頃から、ピストル型のポンプ装置（ダイアルで吸引・吐出量を変更する）の先端に、使い捨てのプラスチック管（チップという）を着脱する方式が主流になった。このポンプ装置をデジタルピペット（ネジでピストン位置を上下させる構造で、実は超アナログ）と総称するが、現場では元祖メーカーであるギルソン社の製品名「ピペットマン」を、他社製品まで含めて通名にしていた。

実験室の必需品で、多くは研究室員共用であるが、初心者がポンプ内に溶液を吸い上げて故障させたり、秤量調整を怠ったりして信用ならないと、シニア室員は自分専用機を持っている。専用機が持てるということは、自分で予算を獲得したということだから、新入室員から畏敬の視線を受ける。シニア室員は、その専用機を他人に使われて狂わされてはかなわないので、大工さんがペンチやドライバーを腰につける工具吊りをコーナンで求め、自分のジーパンのベルトに着ける（人もいる）。1mL用、200µL用、20µL用の3本を腰に差した先輩は、西部劇のガンマンのようでカッコいい。

チップの方は、96本ずつ専用のケースに立てて入れ、すぐにポンプの先端に差せるようにしておく。１日の実験の終りに、その日の反省をこめつつ１０００本入りの大袋から補充して、翌日に備えるのだが、シニア室員はこの手際も手馴れていて、デスポ手袋をつけた手で10本くらいワシ掴みにし、ダラララと立てていく。１本１本拾っては立て、拾っては立てしている新人には、この姿もまぶしい（学園祭などで、チップ立て選手権が行われ、優勝者は96本を１分ちょっとで詰めきる）。

02 神経伝達の可塑性

LTPの発見

その「ヘッブの仮説」が再び注目を集めたのは、1973年、英国立医学研究所のティモシー・ブリス博士（1940—）とオスロ大学のテリエ・レモ博士（1935—）が、「シナプス伝達の強さは活動の履歴によって変化する」という論文を発表したときです［※1］。彼らはウサギ大脳の海馬に電極を挿して、海馬に入ってくる軸索（穿通《せんつう》繊維または貫通繊維という）を刺激したときの海馬ニューロンの応答を記録していました。30秒に1回くらいの間遠《まどお》な周期で刺激しているうちは、数時間にわたってほぼ一定の大きさの反応が記録されたのですが、実験の途中でほんの1～2秒間、パパパパッと高頻度（1秒間に50～100回程度）で刺激してやると、劇的な変化が起きたのです。『劇的ビフォーアフター』調でいうなら、「何ということでしょう、その後は、先ほどまでの反応が50%ほど大きくなり、しかもその増強状態がずっと続いたではありませんか」。もう一度高頻度刺激すると、さらに大きくなりました［挿図1］。この現象は、はじめLLP: Long-Lasting Potentiationと名づけられ、のちにLTP: Long-Term Potentiationと改称されました（LTPの方が発音しやすいから、らしい）。こうした「活動経験によって変わる」という性質を、神経科学では可塑性《かそせい》［※2］とよびます。

もちろん、この高頻度活動はウサギの頭に電極を挿しての人工的な電気刺激によるものですから、自然状態でもそんな活動が起こるものかどうか、その時点ではわかりませんで

※1 Bliss TV, Lømo T (1973) Long-lasting potentiation of synaptic transmission in the dentate area of the anaesthetized rabbit following stimulation of the perforant path. J Physiol 232:331-356.

※2 「可変性」の方が素直でわかりやすくていいと思うのだが、原語plasticに対して、可塑的という訳語がすでにあったため、こうなった。そう、今の「プラスチック」は、昔「可塑性樹脂」といった。可塑性とは、弾性elasticityの反対語で、外力を加えて変形させると元に戻らない、という意味の物理学用語。

図１：ＬＴＰ

低頻度刺激（30秒に1回とか）では反応はずっと一定だが、
途中で高頻度刺激（1秒に50回とか）を与えると、直後から反応が増大し、維持される。

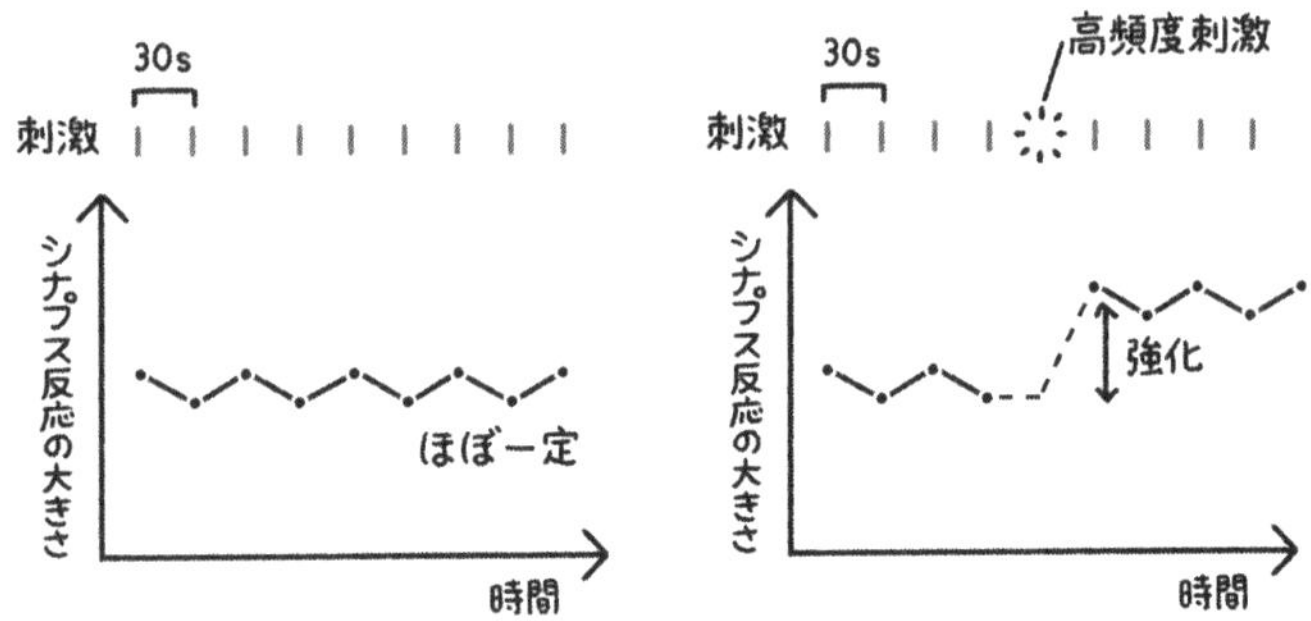

した。でも、それでもいいのです。ともかく「活動の経験でシナプス結合の強さは変わりうる」ことがわかり、「ヘッブの仮説」の前提となる仮定に、証拠がえられたのですから（その後、自然状態でも同様なことが起こることが実証されました）。物質説は、一夜にして回路説に転換しました。これをコペルニクス的転回とよばずに、なんとよんだらよいでしょう。

その後、群馬大学の山本長三郎《ちょうさぶろう》博士（1932－）によって、ＬＴＰは、モルモットやネズミから取り出した海馬［※3］でも、再現性よく起こせることが示されて、世界中どこでも同一条件で実験できるようになり、ＬＴＰ研究は一気に広がりました。そして、多くの研究者（私たち自身も含む）の解析によって、Ｌ

TPの細胞内機構が明らかにされました。それらを縷々《るる》説明しだすと、この本全部がそれになってしまうくらい色々な解析が行われた（今も行われている）のですが、えーい、要点だけいいますと、「高頻度活動に伴って、NMDA型グルタミン酸受容体［※4］という伝達物質受容体チャネルを通ってポスト細胞に流れ込むカルシウムイオンが、カルモジュリン依存性タンパクキナーゼ（CaMK）という酵素を活性化し、その結果AMPA型グルタミン酸受容体という伝達物質受容体チャネルの数が増える、受容体が増えるので、1回1回の刺激への応答が大きくなる」というしくみだったのです。

※3　海馬は、バナナのような（いや、神話の海馬の後半身のような）形をしており、長軸に直角に厚さ0・2〜0・5ミリの輪切りにして、酸素を吹き込んだブドウ糖入り生理塩《えん》溶液中に放てば、6時間くらいは実験に使える。神経実験材料としての海馬の便利さは、この薄切片の中に神経回路をそっくり保存できることで、これが可能な脳部位は多くない。海馬以外では嗅球と小脳くらいだ。たいていの部位は、軸索が縦横に走っていて、薄切するとズタズタに切れてしまう。なお、本文で、切片を材料にすれば誰でも同条件で実験できるといったが、イキのいい切片をつくるには、やはり熟練の手際が必要で、山本名人の域に近づくのは容易でない。

※4　NMDAとかAMPAというのは、グルタミン酸に構造がよく似た人工アミノ酸の略称で、とくにそのタイプの受容体に選択的に結合する物質の名だが、専門家もAMPAのフルネームを覚えていないくらいなので（えっ、覚えてないのは私だけ？）、ただの記号だと思ってほしい。

また、ぱっ・しーん・ぱっくらいの中頻度(1秒に1回程度)の刺激をすると、シナプス伝達が逆に弱くなることも見つかりました(1992)。この現象は、LTD(Long-Term Depression)とよばれます。その後、LTPもLTDも、海馬に限らず、他の多くの大脳皮質のシナプスでも起こることが確かめられました。

NMDA型グルタミン酸受容体チャネルがLTPのきっかけであり、LTPが記憶の基礎過程であるならば、遺伝子組み換え技術を使って、この受容体分子を増やしたり減らしたりしてやれば、記憶力のいいネズミも悪いネズミも作れるはずです。その実験は、実際に行われました。まず新潟大学の﨑村建司博士(1952-)らが、NMDA受容体をなくしたネズミをつくり、プール(直径1メートルくらいの水槽、こどもがベランダで遊ぶビニールプールを想像すれば結構です)に投げ込みました。ネズミは泳げますが、泳ぐのが好きではないので、濁り水の中に踏み台を隠しておくと、やがてその場所を覚えて、まっすぐにそこへ向かうようになります。踏み台到達までの所要時間を計れば、記憶の形成を数値化することができます。この記憶テストを「モリスの水迷路《みずめいろ》」といいます。すると、普通のネズミが3日の訓練で所要時間15秒に上達するところ、このネズミは30秒かかりました。覚えが悪いことが確かめられたのです。もちろん目が見えないとか、泳ぎが下手とか、水浴びが大好きで水の中に長くいたくなったとか、そんなことでないことは確かめてあります。

つづいてプリンストン大学の銭卓（ジョー・チェン）博士（1962−）らが、NMDA受容体をふつうのネズミの約2倍もつネズミをつくって、同じようにプールに放り込みました。するとふつうのネズミが3日後に35秒で踏み台にたどりつくところ、このネズミは20秒で着きました。確かに覚えのよいネズミになったのです。あ、アメリカのネズミが日本のネズミより時間がかかったのは、ニュージャージーのプールの方が新潟のビニールプールより大きかったからです。さすが「カーモンベーベー、アメルィカ」です。

私が、高校生対象に公開授業や出張授業でこの話をすると、授業後に聴講生がやってきて、「ぼく、来年受験なんですけど、なんとか記憶力を上げられないでしょうか」と質問を受けます。私は、「ああ、それなら、阪大病院に行ってNMDA受容体を増やす遺伝子手術を受けなさい」と助言します（冗談です、そんな手術やってません）。こうして「ヘッブの仮説」は、実例と機構解明を経て、「ヘッブの原理」になったのです。

グルタミン酸とカルシウム

話が横道にそれますが、脳で主に使われている神経伝達物質（とくにミリ秒オーダーの速い伝達に使われている伝達物質）は、「伝達物質受容体チャネル」（P.69－）で説明したグルタミン酸とガンマアミノ酪酸（GABA）です。だいたいはグルタミン酸が興奮性、GABAが抑制性と考えてよいのですが、興奮か抑制かを決めるのは、本当は伝達物質ではなくポスト細胞の受容体なので、数あるシナプスの中には、グルタミン酸だけど抑制性、GABAだけど興奮性、というものが全くないわけではありません（ややこしいことをいってごめんなさい、忘れて結構です）。

さらに横道にそれます。人間などの脊椎動物と、昆虫などの無脊椎動物の多くとは体制が反対で、脊椎動物は背中側に中枢神経があって腹側に消化器がある「脊髄・ハラワタ型」ですが、無脊椎動物は逆で、「腹髄・セワタ型」です。神経伝達物質の使い方も反対で、脊椎動物では中枢（脳と脊髄）でグルタミン酸を使い、末梢（筋肉や内臓）でアセチルコリンを使いますが、無脊椎動物では、中枢でアセチルコリンを使い、末梢でグルタミン酸を使います。その結果、おなかにカイチュウを飼っていた１９５０年代以前の日本人は、グルタミン酸の類縁体でもっと強力なカイニン酸（海人草《かいにんそう》という名前の紅藻からとる）やドウモイ酸（ハナヤナギというイキな名前の紅藻からとる）を飲みました。すると、ヒトにはほとんど無害です が（「グリア細胞」P.36で触れた「脳血液関門」のおかげで脳に入らないからです）、カイチュウの筋肉はグルタミン酸類縁体を浴びて興奮し、けいれんを起こして排出されます。そういえば、グルタミン酸も、池田菊苗（１８６４－１９３６）がコンブ（褐藻）から抽出して「味の素」をつくったのでしたね。なぜ海藻にグルタミン酸やその類縁体が豊富に含まれるのかは、謎です。

話はさらにさらに横道にそれます。カルシウムは、炭酸塩やリン酸塩として殻や骨や歯として生体に重要なばかりでなく、イオンとしてさまざまな場面で細胞反応のスイッチをオン・オフする重要な役割を担います［※５］。ＬＴＰでＣａＭＫ（カルモジュリン依存性タンパクキナーゼ）という酵素をスイッチ・オンすることは、さっき紹介しました。ＬＴＤでも、ＣＰＰ（カルシウム依存性タンパクホスファターゼ）やＰＫＣ（タンパクキナーゼＣ）という酵素をスイッチ・オンします。すぐあとに触れますが、プレ細胞から神経伝達物質が放出されるのも、カルシウムイオンの流入がきっかけです。では、カルシウムイオンは脳の味方、正義の味方のイイモンなのかというと、そうとは限りません。

カルシウムイオンが大量に入り過ぎて、長時間高濃度状態が続くと、カルパインというタンパク分解酵素がスイッチ・オンして、細胞内のタンパク質を分解し始め、細胞死につながります。たとえば、細胞の形を内側から支えている骨格タンパク質を壊し始めます。まあ、イオンや分子に、イイモンもワルモンもないんですね。カルパインだって細胞を破壊するワルモンではありません。必要があって細胞内に控えているのです。さきほど、NMDA受容体を増やす遺伝子手術で記憶力が向上する、と冗談をいいましたが、もし本当にやったら、カルシウムイオンが入り過ぎて神経細胞死を起こすかもしれません。先ほどのプリンストン大学の賢いネズミ（テレビドラマの天才少年にちなんでDoogieと名付けられた）が、その後健康な老後を送れたかどうか、気になるところです。

カルシウムイオンが生体で重要な役割を担うのは、神経現象だけではありません。筋肉が収縮を始めるのは、筋細胞内でカルシウムイオン濃度が上がることがきっかけです。内分泌器官がホルモンを分泌するのも同様です。そもそも生命のはじめに、卵と精子が受精する時も、卵内でカルシウムイオン濃度の上昇が起こり、その後の発生現象が始まるのです。なんで生物はカルシウムにそんな大役を託したのか、不思議ですね。

少しまじめに考えてみると、カルシウムイオンは、タンパク質と結合をつくりやすく、信号として便利なのでしょう。その点、ナトリウムイオンやカリウムイオン、マグネシウムイオンは、強い結合をつくりにくいのです。化学実験室の棚にある薬品でも、ナトリウム塩やカリウム塩は、みな水に溶けますが（つまりイオン化する）、カルシウム塩は溶けにくいものが多いですね。そういう物理化学的理由が一つ。また、強い結合をつくるだけなら、亜鉛イオンとかコバルトイオンとかだって同じですが、それらは生命が発生した海水中に、生物が利用可能なほど多くありませんでした。そういう地球化学的理由が一つ。ただ、鉄イオンなら両条件を満たしますから、なぜ選ばれなかったかはわかりません。鉄イオンは、酸化還元反応に利用することにしたので、カブリを避けたのかもしれません。

※5 したがって、細胞内カルシウムイオン濃度がどれほどかを知ることは、たいへん重要で、それを生きた細胞で単一細胞レベルで、しかもライブで見れるようにしたのは、私の師匠、工藤佳久博士（１９３９－）である（Kudo Y et al (1986) Jpn J Pharmacol 41:345-351; Brit J Pharmacol 89:191-198.）。また、カルシウムイオン濃度自体もさることながら、その変動を指標にして多数のニューロンの活動をリアルタイムで同時観察する方法を初めて示したのも、私たちである（Ogura A et al (1987) Neurosci Lett 78:69-74. 現在神経科学全領域で広く使われている方法だが誰も元祖に触れず、クヤシイのでここで強引に言及する）。

ＬＴＰの生理的意義

前項は、話が横道にそれたまま、とうとう戻らなかったので、ここで戻しましょう。ヘッブの原理の基本は、シナプス伝達は活動によって変化（強化または弱化）するということですから、活動しなくても変化すると、それは「非ヘッブ的」ということになります。そういう題名の論文を、ときどきみかけます。たとえば、ある経路に、それだけではＬＴＰを起こさない程度の弱い刺激を加えると同時に、別の経路に強い刺激でＬＴＰを起こしてやると、弱い経路の方にも一緒にＬＴＰが起こるとか、逆にそちらではＬＴＤが起こるとか、です。しかし、それらのほとんどは、１回の刺激では足りないカルシウムイオン濃度の上昇が２回の刺激で加算されたとか、カルシウムイオンの流入する場所が違ったとか、ヘッブの原理の応用で説明できるもので、否定するものではありません。「非ヘッブ的」とは、読者を驚かせて注目を引く戦術ですね。「ニュートンに異議あり！」とか「ダーウィン進化論に反例発見！」とかと同類です。

えーと、覚えてないかもしれませんが、「シナプス」（P.79－）で、神経回路が、細胞同士をトンネルでつないでしまうのではなく、プレ細胞の興奮、伝達物質の放出、拡散、受容体への結合、ポスト細胞の興奮という一見非能率な方法をとるのはなぜか、それがこの本の伏線だ、と予告しました。はい、ここでその伏線は回収されましたね。もしつなげてしまったら、情報伝達は単純なワンパターンになってしまうところ、多数のステップを踏むものにしておけば、それらを調節して伝達を強めたり弱めたりできる。それによって情報の流れを制御して記憶をつくる。そのためだったんですね。

さて、このＬＴＰは、心理学でいうどんな記憶に対応するのでしょう。時間的経過からすると、高頻度活動後瞬時に変化が起こるので、短期記憶［※6］ということになります。しかし、その後少なくとも数時間は強化状態が保持されることから、長期記憶とみることもできます。

そもそも、この現象が当初ＬＬＰと命名されたのは、ＳＬＰ（Short-Lasting Potentiation）に

※6　何分後に何％まで減衰したら短期、それ以上なら長期、といった量的な定義があるわけではない。ただ、本節や次節以降で説明するように、短期記憶と長期記憶は、成立所要時間、持続時間以外にも、タンパク質合成の必要性などいくつもの性質に違いがある。

相当する短期的増強現象が、すでに知られていたからです。後出しジャンケンみたいで申し訳ありませんが、プレ細胞を短い間隔で2回またはそれ以上刺激すると、ポスト細胞の反応はあとの方が大きくなることがあると報告されていました。これを対《つい》刺激促通《そくつう》（PPF: Paired Pulse Facilitation）あるいは連続興奮後促通（PTF: Post-Tetanic Facilitation）といい、この増強状態は数秒程度持続します。これはどういうしくみで起こるかというと、伝達物質の放出は、さきほど説明したように軸索末端にカルシウムイオンが流れ込むことで起こりますが、短い間隔で2回目の刺激が来ると、前回入ったカルシウムがまだ排出されきっていませんので、次のカルシウム流入が積み重なって、その結果伝達物質の放出量が増えるのです。このように、ＰＰＦ・ＰＴＦは、わりかし単純なしくみです（とはいえ、どうしてカルシウムイオンが伝達物質の放出を導くのかまでさかのぼると、これはいまだに解けていない難問なのですが）。

いっぽう心理学上の短期記憶とは、たとえば足し算の繰り上がりだったり、耳で聴いた電話番号をかけるまで覚えていたりする数秒以内の記憶をいい、それ以上持続させるには（たとえば、トランプの神経衰弱［※7］で、私が開いたハートのエースの場所を、あなたが自分の番まで覚えておくには）、復誦を続けることが必要で、もし途中で別の情報が割り込むと消えてしまう、そういうものを指します。それはおそらく、脳内の神経ループを興奮がぐるぐる回っている状態で、他の道にそれずに同じループを回れるのは、ＰＴＦのような促通現象によるのだろうと考えられていました。しかし、それでは、別の情報が割り込んでも消えない長期記憶やそれへの移行を説明できません。だから、"long-term" potentiation への改名には、心理学上の長期記憶 "long-term" memory を説明できる待ちに待った現象、との期待もこめられていたのでしょう。

ただし、ブリス博士や山本博士が海馬を材料に選んだのは、まず第一に実験材料として好都合だったからで、ここでみた海馬のＬＴＰが、心理学上の長期記憶そのものだと主張したわけではありません（内心の期待は別として）。同様の可塑性現象が、脳の他の領域でも同様のしくみで起きて、たとえば視覚の長期記憶は視覚野で、言語の長期記憶は言語野で、ＬＴＰまたはそれに相同な現象が起きて、それが長期記憶の細胞レベルの基盤なのだろう、と推論したのです。

※７　「神経衰弱」は過労などを起因とする不安やうつ状態のことで、昔はよく使われた語だが、今では死語になってカードゲームにしか残っていない。「ヒステリー」なども同じで、医学用語の変遷は日常用語のそれよりも激しい。

場所細胞

しかし、議論が行きつ戻りつするようで申し訳ないのですが、研究が進んでいくと、海馬には海馬固有の長期記憶もあることもわかってきました。ネズミの脳に電極をつけて、実験室内にしつらえた広場《アリーナ》を走らせると、特定の場所に来ると決まって興奮するニューロンのあることが見つかりました。別室にいる研究者が神経活動モニターを見ているだけで、ネズミが今広場のどこにいるか言い当てることができるほど、高い再現性があります［挿図2］。これを場所細胞といいます［※8］。また、場所細胞には、道順を問わず空間位置だけに反応するものと、どの経路でそこに来たかの時系列を含むものとがありました。したがって、海馬には、時空間情報が保存されているとみることができます。

脳の絵を背景に、活動するニューロンがピカピカ光るようなCGアニメを思い浮かべてください。科学番組によくあるやつです。で、ネズミが広場を走ると、海馬のあちこちで、ニューロンがクリスマスツリーのイルミネーションのようにピカピカ光る、走路をしつらえて同じ道を走らせると、同じ細胞が同じ順序で点滅する、そんな感じです。

ネズミを別の広場に移してしばらくすると、別の場所細胞が生じるので、あらかじめ担当場所が決まっているわけではありませんし、細胞の分布に地理的対応（P.110参照）も、みつかりません（今のところ）。したがって、ネズミ各個体が自分の体験で担当を割り当てるのだと思われます。

海馬に時空間情報が保存されていることの意義は重要です。海馬自体にストーリーが保存される必要はありません。海馬は、脳全体からみればごく小さな部分ですから、その中に一時的であれ、ストーリー全部を保存するのは無理でしょう（たぶん）。しかし、海馬ニューロンは大脳皮質のいろんな場所に軸索を送っています。海馬は、時空間系列だけを保存していて、それにしたがって各投射先に保存された情報を呼び出せば、各情報は時空間順に並び整えられ、ストーリーを再構成できることになるではないですか［挿図3］。

※8　海馬場所細胞の初報告は、実はLTPより前のことである（O'Keefe J, Dostrovsky J (1971) Brain Res 34:171-175.）。しかし、初期段階ではそれが場所情報の発信地だとは断定できず（どこか別に場所情報があって、海馬場所細胞はその下流にあるのかもしれなかった）、ブリスらもとくにこれを意識して海馬を実験対象に選んだわけではない。なお、霊長類では、単なる地点というよりそこから見た周囲環境に特化した情報を担っているようで、「景観細胞」という表現もされる。

図２：場所細胞

ネズミが今迷路のどこにいるかは、海馬ニューロンの活動でわかる。

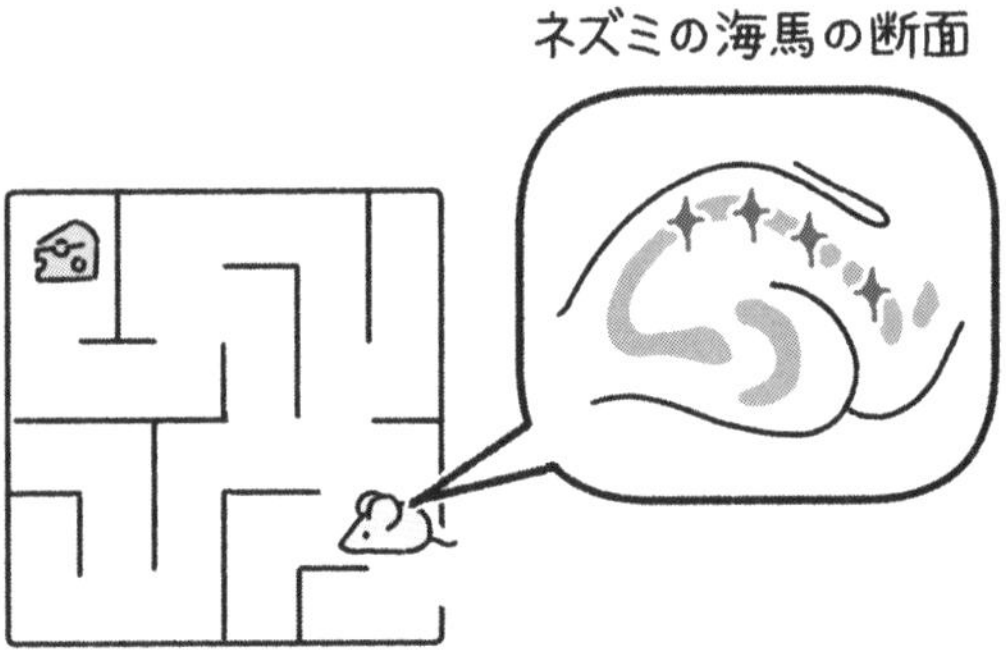

なお、海馬には、場所細胞とは別に純粋に時間情報だけを保存している「時間細胞」もあるとする説も、最近提唱されていますが、その意義はまだよくわかっていません。

図３：場所細胞の意義

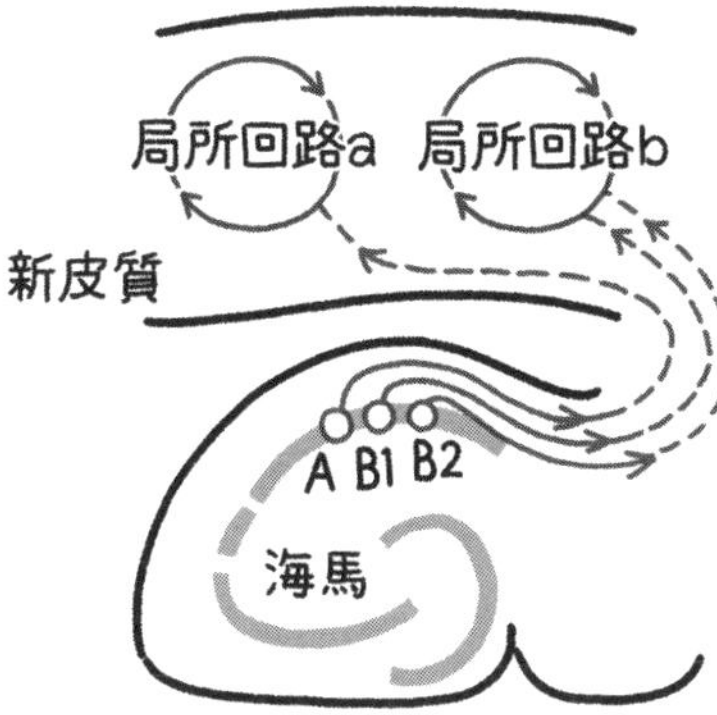

海馬	保持する情報	皮質	想起される内容
場所細胞A	地点Aに来た	局所回路a	地点Aで イベントaがあった
場所細胞B1	地点Bに来た	局所回路b	地点Bで イベントbがあった
場所細胞B2	地点Aを通って 地点Bに来た	局所回路b	地点Bで イベントbがあった

場所細胞AとB1が発火すると、地点Aでのイベントaと地点Bでのイベントbは個別に想起されるが、場所細胞AとB2が発火すると、地点Aでイベントaがあった後、地点Bでイベントbがあった、と時空間系列化されたエピソードが想起される。図中略語、Hip:海馬、LC:局所回路、NC:新皮質。海馬から新皮質への投射は直接とは限らないので、途中から破線にした。ここでの矢印は情報の流れ、つまり回路であることを示す。

つむじまがりのコラム 7

記憶の花

記憶とは関係のないただの連想だが、ワスレナグサというムラサキ科の花がある。水色の小さな花が茎の先端に集まって咲くようすが、色といい姿といい他に似たものがない可憐な花だ。2011年にヒットしたアニメ『あの日見た花の名前を僕達はまだ知らない』に「おいおい、ワスレナグサくらい知ってろよー」とツッコんだ人も多いだろう。

なんでワスレナグサというかというと、中世ドイツの騎士ルドルフがガールフレンドに摘んであげようとドナウ川のへりに下りたところ、足を滑らせて溺れてしまい、「オレはもうダメだが、オレのことを忘れないでくれVergiss-mein-nicht! Forget-me-not!」と叫びながら、摘んだ花を投げよこした、という、哀しいというよりおバカな伝説による。ヴィルヘルム・アレントの詩は、上田敏が『海潮音《かいちょうおん》』で「なみ、ことごとく、くちづけし、はた、ことごとく、わすれゆく」と訳した。おーい、ルドルフー、忘れられちゃうぞー。

いっぽう、ワスレグサという花もある。カンゾウ（萱草）ともいうユリ科の一属をさす。咲いたその日のうちにしぼんでしまい、咲いている姿を誰も覚えていないから、という命名らしいが、実際は翌日まで咲いているし、黄〜オレンジ色が鮮やかな大きな花で、むしろ一度見たら忘れられない印象的な花だ。私は、十九の夏に尾瀬で見たニッコウキスゲ（カンゾウの一種）の大群落を、今も忘れられない。

カンゾウは、中華料理でつぼみを食べる。乾燥したものを「金針菜《きんしんさい》」といい、水で戻して炒め物にしたりする。シャキシャキした食感で、名も知らないうちに食べているかもしれない。また、塊根は「萱草根《かんぞうこん》」という生薬（漢方薬）になり、不眠症などに処方されるから、睡眠が記憶の選別・固定に必要な生理的活動であるなら（P.165）、案外記憶・忘却と関係するかもしれない。

なお、甘草《かんぞう》という生薬もあるが、これはマメ科の草の根で、全く別物だ。甘いのはグリチルリチン酸で、純品は砂糖の150倍の甘味がある。歯磨き粉の甘味はこれだ。

03

神経回路の可塑性

LTPはどれほど維持されるか

　ここまでの記述は、現在の神経科学界の通説というか、説明の流儀や重点の置き方の違いこそあっても、誰が解説してもほぼ同じ内容になるところです。他人に話しても笑われない話といってもいいでしょう。しかし、『つむじまがりの神経科学』と名乗りながら通説の紹介に終始したのでは、看板が泣きます。ですので、この節に関しては、私の自説を展開させていただきます。本人は、何年か後に通説になっていると期待しますが、今のところは試論です。眉に唾しながらおつき合いください。

　さて、ＬＴＰは、期待通り長期記憶のガラス器内再現なのでしょうか。ＬＴＰ発見以前の１９６０年代、動物実験ですでに「短期記憶の成立（記憶の獲得）にはタンパク質合成は不要だが、長期記憶の成立（記憶の固定）には必要だ」という事実が知られていました。当時、これは記憶＝物質説（「スコトフォビンあるいは物質説」P.１２８参照）を支持する有力な根拠の一つだったのです。結局、スコトフォビン実験は再現せず、物質説はつぶれてしまいましたが、タンパク質合成阻害による記憶阻害の実験は再現性がありますから、こちらは生きていました。

ＬＴＰは、数秒以内の瞬時に成立します。これにはタンパク質合成は必要ありません。とてもそんなにすばやくタンパク質合成はできませんし。しかし、ＬＴＰが30分以上維持されるには、タンパク質合成が必要であることがわかりました。ですから、ＬＴＰは早期相と後期相の2相に分けられることになります。タンパク質合成を必要としない早期相では、カルシウムとＣａＭＫ（カルモジュリン依存性タンパクキナーゼ）が主役を張ります。後期相では、環状ＡＭＰという小分子とＰＫＡ（環状ＡＭＰ依存性タンパクキナーゼ）が主役を演じます。そして、ＰＫＡによって新規タンパク質の合成が始まります。

さて、この2相のＬＴＰを、心理学上の記憶とどう対応づけたらよいでしょうか。最も直接的な解釈であり、かつ現在の学界の大勢《たいせい》の考えは、ＬＴＰの早期相＝短期記憶、ＬＴ

Pの後期相＝長期記憶とするものです。LTP発見以前の短期記憶＝PTF説は捨て去られてしまった感があります。しかし、考えてください、短期記憶も長期記憶もLTPで説明して、短期記憶がそのまま長期記憶になってしまうのだとしたら、私たちが日常的に体験している「残る記憶と消える記憶の選別」はいつ行われるのでしょうか。また、LTPだけで、何日何年、あるいは一生続く記憶も説明できるのでしょうか。CaMKやPKAは、数日、数年あるいは一生、活性化状態を保ちつづけるのでしょうか。ですから、LTPが本当にどのくらい持続するのか、確かめる必要があります。

動物から切り出した海馬の切片（作ってすぐ使うという意味で、急性切片と呼びます）は、酸素とブドウ糖を目いっぱい与えても、半日とはもちません。しかし、ここに培養という方法があります。生後1週齢以内の動物から海馬切片をつくり、培養液を通す濾紙の上において静置すると、その環境で遺伝プログラムにしたがって回路を成長させ、2週間ほどで成熟動物から取り出した急性海馬切片と同等な状態になります。急性海馬切片と同じ刺激条件でLTPもLTDも起こせますし、培養器に戻せば、さらに何週間も培養を続けられます。

なお、培養切片のメリットは、実験材料を毎日つくらなくてよい点にもあります。急性切片は、午後に実験するぶんをその日の午前中に毎日つくらなくてはなりませんが、培養切片は、2週間後に使うぶんを週1回たとえば月曜日にまとめてつくっておけばよいので、火曜日以降は午前中から実験ができます。また、使う動物の数を何分の一にも減らせますから、実験動物倫理にも合致します（といっても、ゼロにはできないので、愛護運動家からはやはり支持されないでしょうが）。

私は、日本の脳切片培養の第一人者、冨永恵子博士（1964－）を招請して、LTPはどれほど持続するものか、検討を始めました。答えはすぐに出ました。早期相LTPは当然もちませんが、PKAとタンパク質合成を伴う後期相LTPも、24時間以上は持続しませんでした。しかし、他人の話にケチをつけるだけなら簡単で、それなら評論家と同じ、大人の仕事とはいえません。それなら、どうしたら持続させられるのか、代案を示さなくてはなりません。

RISEの発見

私たちの日常の体験では、記憶は繰り返すことで固定されます。心理学では有名な忘却曲線というのがあります。ヘルマン・エビングハウス（1850―1909）というドイツの心理学者が行った心理学実験で、意味のない3文字列を多数示したあと、何日後にはそのうちどれほどを思い出せるか、というテストをして、記憶残存率という形で記憶の強さを評価しました。提示の繰り返し回数や期間、間隔などなど、いろいろな条件で記憶残存率の時間経過を示しました。この忘却曲線は、今でも実用の役に立つことをたくさん教えてくれます。その中に、24時間以内に繰り返せというのがあります。そこで、冨永博士は、培養海馬切片に、後期相LTPを24時間間隔で3回、繰り返し誘発しました。すると、期待通り、その後何週間にもわたって持続する強化状態に移行したのです［挿図1］。やったー。これこそ長期記憶のガラス器内再現ではありませんか。ここから示唆される結論は、単独のLTPはそれ自体が長期記憶なのではなく、短期記憶を長期記憶に変換するしくみの一部（もちろん重要な一部）なのだろう、ということです。

最初にこの結果を発表したとき、先輩方からは「LTPを長引かせるのに成功したわけね、Ultra-LTPとか呼んだらどうですか」と奨められました。しかし、この強化は、LTPが長期化したものではないのです。3回目の後期相LTPも、24時間以内に消えてしまいます。しかし、その後とくに何も刺激していないのに、ひとりでにだんだんと強化が進

図１：ＲＩＳＥ

１回のＬＴＰでは、シナプス強化状態は24時間以上持続しない（破線）が、
３－24時間間隔で３回以上起こすと、その後ゆっくり強化が起き、３週間以上持続する（実線）。
この強化は、個々のシナプスの強化ではなく、シナプス数の増加による。

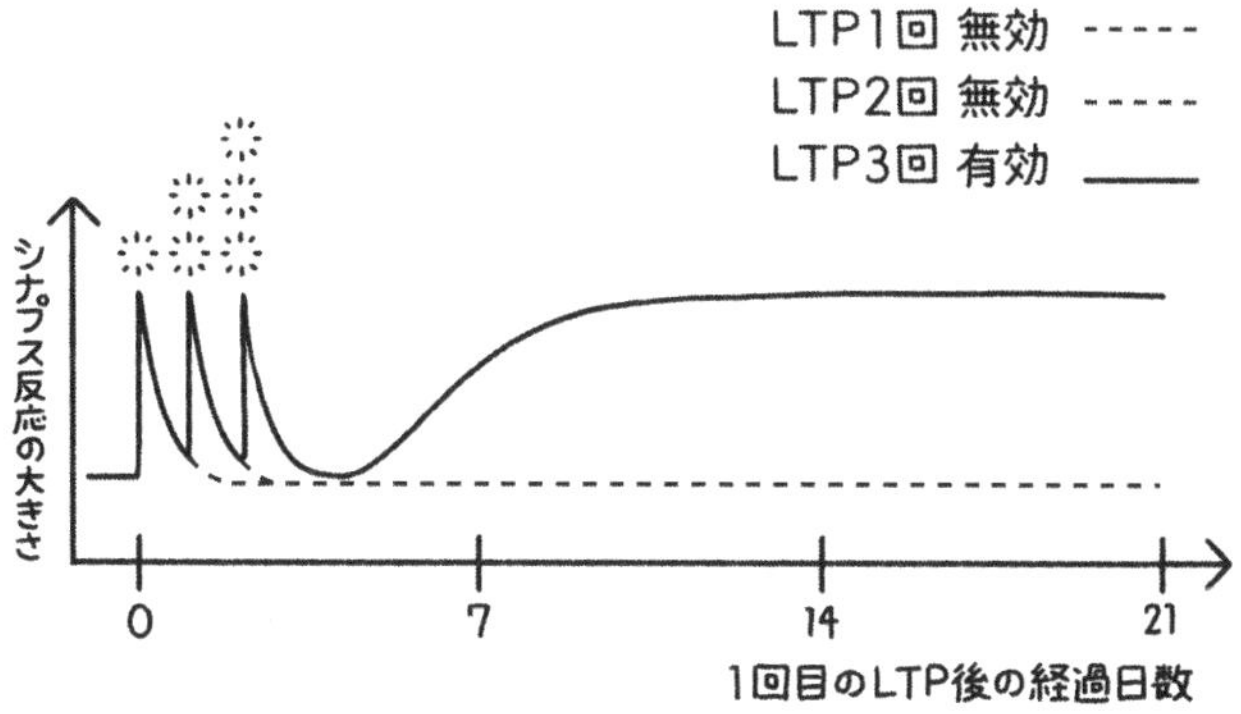

んでいくのです（この間に何が進行しているかは後述します〔P.167－〕）。そして、その強化は、ＬＴＰで起こる既存シナプスでの伝達強化ではなく、シナプス結合自体が増えていく強化なのでした。ＬＴＰはすでに終わっていて、１個１個のシナプスの強さは、元に戻っています。戻っているからこそ、既存シナプスにも新生シナプスにも、あらためて再度ＬＴＰを起こすことも可能でした。

そこで、ＬＴＰとは別の名で呼ぶことにして、ＲＩＳＥ（Repetitive LTP-Induced Synaptic Enhancement）と名づけました〔※１〕。新しいシナプスがつくられたということは、すでにあったシナプスが調節を受けたのではなく、新しい神経回路ができたということで

す。ここはLTPとの重要な違いなので、くどいようでも強調しておきます。

RISEを起こすのに必要なLTPの繰り返し回数は3回以上で、その3回は前回から3時間以上24時間以内の間隔をあける必要がありました。これは、エビングハウスの忘却曲線でも示されていた「間欠学習」法に似ています。間欠学習とは、1つの事柄を学習するのに、同じ時間をかけるにしても、ぶっ続けにやるより、1回やったらしばらく別のことをして、それから2回目、またしばらくして3回目、とやった方が有効だ、という方法のことです。

自分たちの結果をあてはめ過ぎ、牽強付会《けんきょうふかい》だといわれるかもしれませんが、記憶が短期で終わるか長期に残るかの選別は、LTPが単発で終わるか、3回以上繰り返されるかが分かれ目だということになります［※2］。では、素敵なあの子を覚えるのに、24時間以内に3回会わなくちゃダメなんでしょうか。いいえ、そんなことはありません。夢があるじゃないですか。心理学では、夢は、昼間のリアル体験のうち重要なものを選んで、睡眠中に間欠的にバーチャル追体験することで、長期記憶に固定している過程だ、といわれています。ラッツ&スターも、「夢でもし、会えっ、たらっ（ドワッツワー）」って歌ってましたよね（だいぶ古いな）。

夢と睡眠の関係を説明しましょう、知っている読者も多いかもしれませんが。人が今夢を見ているかどうかは、横にいてまぶたを見ているとわかります。熟睡しているときと違って、夢を見ているときはまぶたの下で目がキョロキョロ動くのです。これをREM(Rapid Eye Movement: 急速眼球運動)睡眠といい、このとき揺り起こすと「あーっ、今いいところだったのに、なんで起こしてくれたのよ」と怒られたりします。「浅い睡眠」といわれたりもしますが、浅いか深いかとは少し違います。浅いけどREM睡眠でない睡眠もあり

※1　前節に書いたように、LTPにはその裏返しのようなLTDがある。培養海馬切片にLTDを起こすと、これも24時間以内に消えてしまった。しかし、LTDを3回以上誘発すると、数週間以上持続する伝達弱化に変わった。これも単なるLTDの超長期化ではなく、シナプス構造自体の減少によっていた。だから、この長期弱化も、L-LTDやUltraLTDではなく、別の名(LOSS; LTD-repetition-Operated Synaptic Suppression)で呼ぶ。

※2　では、繰り返すか繰り返さないかの違いは何なのだろう。おそらく、その個体にとって重要かどうかだろう。動物にとって重要な情報とは、配偶相手・敵・エサ・毒などであって、神経科学の講義内容や教授の名ではない。だから前者は残り、後者は残らないのだ。ならば、後者をどうしても覚えなくてはならないときはどうすればいい？　動物として重要なように「偽装」してやればいい。一つ覚えたら、チョコレートを一粒。受験生に夜食を用意する母親は、それを経験的に知っている？

ます。

心理学者は、ボランティア被験者に記憶課題を与えた後、この夢見妨害を一晩中やります。一晩といわず（揺り起こし当番を交代しながら）何晩もやります。そうすると、REM睡眠中に揺り起こされた被験者の記憶成績は、起こされなかった人や、REM睡眠ではない睡眠中に同じ回数起こされた人と比べて、明らかに低下してしまうのです。

動物も夢を見ています。さきに説明した場所細胞（P.152参照）を利用して、脳に電極をとりつけたネズミに、迷路学習をさせている際中にとった記録と、そのネズミの睡眠時の記録とを比べると（細い針を多数植えた活け花の「剣山」みたいな電極を脳に直接挿すので、ヒトで頭の外から記録する脳波より、はるかに精密に記録できます）、場所細胞群が学習時と同じ順序で活動を繰り返しているのが見てとれるのです。ネズミはこうして夢をみながら迷路の抜け方や餌への道順を覚え込んでいるんですね。冬季五輪の中継で、アルペンスキーの選手がスタート前のテント内で目をつぶって「こうしてああして、そこでこうして」とコース取りを復誦しているのを見ると、「ああ、場所細胞の反復活動をやってるな」と思わず笑ってしまうのは、記憶研究者だけでしょうが。

ＲＩＳＥとゆらぎ

夢からさめて、ＲＩＳＥの話に戻ります。３回のＬＴＰ誘発後にポスト細胞の樹状突起をライブで顕微鏡観察していると、おもしろい経過をたどることがわかりました。実は、シナプスというものは、ふだんから新しく生じたり消えたりしているのです。ただ、その「出」と「入り」が均衡しているため、ある程度の空間範囲をとって総数をみると、ほぼ一定で変わりません。この状態を確率論で「ゆらぎ平衡」といいます。そこにＬＴＰを３回起こすと、何が起こるか。まず最初にそのゆらぎが大きくなります。つまり、「出る率」も上がるし「入る率」も上がる。しばらくはそれが均衡していますので、まだ総数は変りません。やがてゆらぎは元に戻るのですが、このとき「入る率」の方が先に元に戻るのです[挿図２]。確率論では、この不均衡状態を「バイアスのあるゆらぎ」といいます。そうすると、結果的に総数は増えますよね。その後、「出る率」も元に戻って再び「ゆらぎ平衡」状態に帰ります。その結果どうなりますか。はい、ご名答、増えた状態で平衡することになります。ＲＩＳＥ発達時のシナプス新生は、そういう確率論的な経過をたどるのです。

図２：RISEとシナプス数のゆらぎ

シナプスはつねに「出」「入」しながらほぼ一定数の状態にある（ゆらぎ平衡）。RISE刺激（LTP3回）が入ると、まずゆらぎが大きくなり（ゆらぎ増大）、つぎに先に「入」が戻るため総数が増える（ゆらぎバイアス）。その後「出」も戻り、総数増加状態で平衡する。ゆらぎの増大とバイアスには、細胞骨格（アクチン）関連タンパクの動態が相関している。

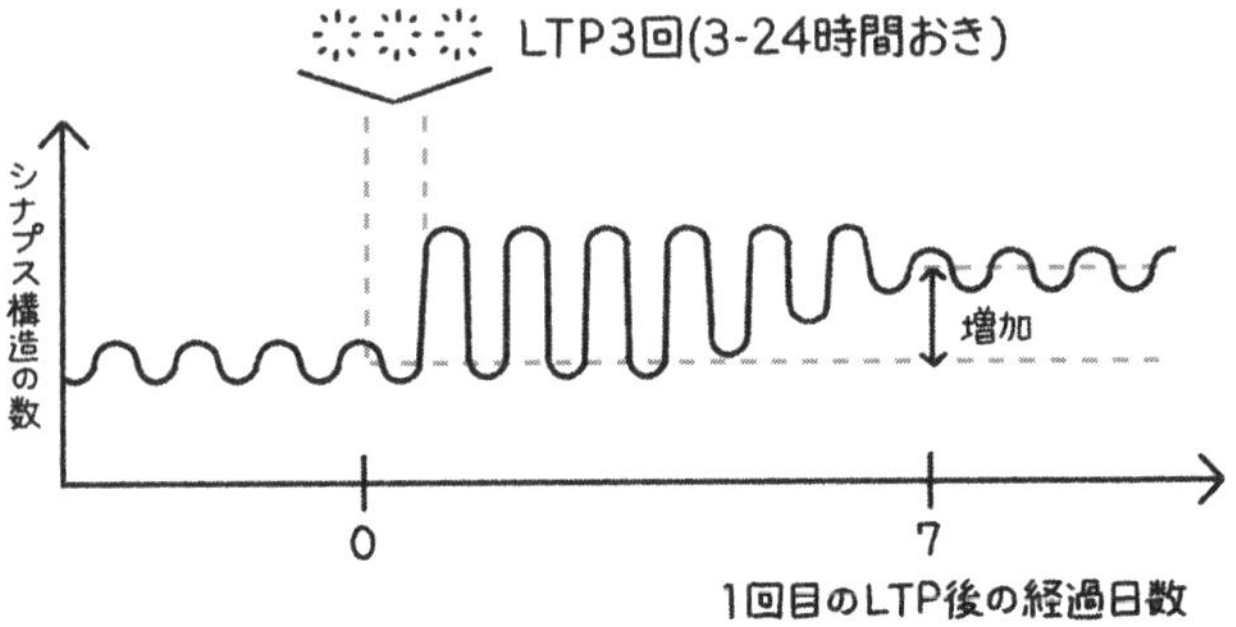

ということは、ＬＴＰによる維持とは違って、べつに酵素の高活性状態が何日も何年も維持される、と想定する必要はなくなります。それは元に戻って構いません。シナプス数はもう増えちゃってますから、個々のシナプスは前と同じ状態に戻っていていいわけです。

実は私も、最初は、刺激が入ると何かのスイッチが入って、シナプスがニョキッと「出芽する」という、決定論的な経過を思い浮かべていました。しかし、実際は違っていたのです。あとから考えれば、現実の方が無理がないですね。もともとシナプスがないところに、新たにシナプスをつくるわけですから、ここにつくれという指令を出すものがない。それでもつくるなら、あらかじめ「シナプス様建設ご予定地」の看板を立てておくか、どこにとは決めずランダムにつくって、その中で使えるものを残すか、そのどちらかしかないでしょう。しかし、減らすときには「これ廃止」と指令を出すものがそこにありますから、決定論的でもいいわけです（実際、そうなっているようです）。

こうした確率論的ふるまいは、胎児や乳幼児の脳発達期にシナプス結合がつくられていくときの状況と似ています。見た目のふるまい方だけでなく、その分子的基盤も似ています。たとえば、脳発達時には、シナプス形成を促進するＢＤＮＦ（Brain-Derived Neurotrophic Factor：脳由来神経栄養因子）というタンパク質が大活躍するのですが、ＲＩＳＥが起こるときにもＢＤＮＦが出て働いています。ＢＤＮＦの受容体を抑えると、ＲＩＳＥは起きません（起きないどころか、シナプスはかえって減ってしまいます）。また、発達期脳のシナプスにはＣＰ-ＡＭＰＡＲという、グルタミン酸受容体チャネルの一種（幼若型受容体）が出現しているのですが、ＲＩＳＥが起こるときも一時的に出現します。つまり、ＲＩＳＥは赤ちゃん脳状態を局所的に再現することで起きているようなのです。これも、考えてみれば合理的な話ですね。脳発達時と成熟後とで、シナプスづくりの道具立てを別々に用意しておくより、同じものを使い回すほうが効率的ですから。

もちろん、RISEは培養海馬切片で起こした現象ですから、これこそ記憶の長期化のしくみだとは、まだ断定できません〔※3〕。残念ながら、私は定年で時間切れになってしまいましたが、誰かがRISEは海馬以外の領域でも起きること〔※4〕、生体脳でも起きていることと、を実証してくれることを願っています。

臨界期

前項は、私自身の研究なもので、ついつい熱が入って、話が細かくなってしまいました。冷静に、冷静に。

世の中には、「この時期を過ぎるともう変更は利かない」とか「もう後戻りはできない」という「締切」みたいな時点があることがあります。科学ではこの締切時期のことを「臨界期」とよびます。神経回路の発達にも、こうした臨界期があるケースが知られています。

たとえば、後頭葉の視覚野では、右目からの情報が入るコラム（P.114参照）と左目からのコラムとが、すぐ隣に並んで存在しています。これによって立体視（遠近を認識する視覚）

ができるわけですが、ネコで生後5週くらい、ヒトでは生後1年くらいまでの時期に、ごく短期間でも一方の目に眼帯をかけたりして視覚を遮断してしまうと、その後眼帯を外しても、覆われていた側は、目としては異常がなくても、失明同然になってしまうことがあります。これは、覆われていた目からの視神経が脳につくるシナプスが減ってしまって、もう戻せないためです。いいかえると、視覚野のシナプス結合づくりは、その時期までに完成して、その後は変更できないのです。赤ちゃんを産んだばかりのお母さんは、気をつけてくださいね。赤ちゃんが汚れた手で目をこすって目を赤くはらしても、決してしろうと判断で、自分が眼科に行ったときもらった軟膏を塗ったり、眼帯をかぶせたりしてはいけませんよ。

※3　いや、生体では1回起こしたLTPは持続するよ、培養は何かが不足していて、だから繰り返しが必要なんだろうさ、という批判をしばしば受ける。そうかもしれない。が、私にいわせれば、生体では、実験者が誘発したLTPこそ1回だけであっても、動物自身が自発的に繰り返し想起していて同回路の活動は1回ではないのだろう、ということになる。

※4　繰り返すが、LTPにせよRISEにせよ、海馬は大脳皮質のうち実験に好都合な部位だから使われたのであって、海馬だけの特殊な性質と考える必然性はない。同様な性質は、大脳皮質の他の部位にも備わっていると考えるのが妥当だ。

いわゆる「絶対音感」も、4歳ころまでにつくられる、とかいわれます。実験はできないので、正確な時期の特定はできませんが、臨界期は実在するようです。こうした実在する臨界期からの連想で、英会話教室は「英語は6歳までに始めないと手遅れ」などと宣伝しますが、これはたぶん嘘です。高校から日本に来て相撲界に入ったモンゴル人力士は、みなネイティブな日本語を話します。中田英寿選手も長谷部誠選手も流暢なイタリア語、ドイツ語を話します（しかし、大リーグに行った日本人選手はダメですね、あれは通訳がついているからいけないんですね、きっと）。

一方、胎児期にすでにできあがっていて、生後にはもう変更できない結合もあります。熱いものに触れて手を引っ込める反射は、経験によって成立するものではありません。呼吸は出生後に初めて行う運動ですが、酸欠に苦しみながら学習して身につけるものではありません。そうしてみると、シナプス結合がいつつくられるか、その結合の強さがいつ決まるか、いつ確定してそれ以降変わらなくなるかは、脳の領域ごとに違っていて、脊髄や脳幹のシナプスは胎児期に、視覚野などは生後のある時期に決まるが、海馬や前頭葉は生涯にわたって回路可塑性を保つ、ということなのかもしれません。

ロンドンでタクシーの運転手になるには、きびしい試験があって、市内のどこからどこへ行くのにどの道を通れば最善か、たちどころに答えられなくてはいけないのだときさます。それでかどうか、ロンドンのタクシーの運転手の脳をX線CTで調べると、海馬がロンドン市民の平均より数％大きいのだそうです。これが都市伝説でなく本当のことだとすると、海馬のニューロンの樹状突起が発達して、シナプスが増えている可能性が高いです（オリゴデンドログリアが増えて興奮伝導速度が高まった、という可能性もあるかな）。つまり、大人になってからでも、訓練と経験によって海馬の回路は発達する、いいかえると、海馬の回路可塑性は、CT画像でも判定できるほど高く維持されているという証拠になりますね。ただし、可能性としては、もともと海馬の大きい人（胎児期・幼児期に細胞増殖が多かったか、成長に伴う細胞死が少なかったか）ほど、タクシー運転手試験の合格率が高いためだ、ということも考えられます。カーナビの普及した今も、この試験が行われているのか、それで今の運転手の海馬も大きいのか、知りたいところです。

ここまでの話で、脳の記憶は、パソコンのメモリーのようなもの、つまりOSやインターネットアプリなどの基本的なソフトは、出荷時にはすでに搭載されていてユーザーはいじれず、（まあ、いじる人も時々いますが、たいていの）ユーザーは、データや自分向きのアプリをハードディスクに書き足していく、それとそっくり、というイメージができてきたと思います。それで結構です。しかし、もしかすると逆に、私を含め現在の神経科学者が、脳をコンピュータになぞらえ過ぎていて、何か大事なところを考え落しているかもしれない、という不安も、多少、感じます［※5］。

記憶の転送

記憶研究の歴史に、HMのイニシャルで有名な人物がいます。亡くなった後で、Henry Molaison（1926－2008）という本名が明かされました。彼は重度のてんかん（多数のニューロンが、互いに他を興奮させて制御不能になった「炎上」状態）患者で、治療の最後の手段として、1953年モントリオールの病院で、てんかんの源になっていた海馬とその周囲を切除する手術を受けたのです。手術は成功し、それ以後てんかん発作に悩まされることは少なくなったのですが、その代わり重度の記憶障害に陥ってしまいました。新しい記憶を、数分以上保持できなくなったのです。毎日会う医師や看護師に、毎回初対面と思って自己紹介しましたし、同じ新聞マンガで毎回同じように笑いました。しかし、自分の昔の体験については、手術直前の数年分以外は、手術前と同じように思い出せましたし、日常の会話にも不自由はありませんでした。ということは、単語や文法の記憶も障害されていないということです。

HMの症状は、マギル大学のブレンダ・ミルナー博士によって詳しく分析され、海馬は新しい情報を固定（長期記憶化）するのに不可欠であること、長期記憶の情報自体は海馬以外（おそらく情報内容ごとにさまざまな領域）の神経回路に保存されていることがわかりました。

また、HMの短期記憶は正常でした。数字列をきいて、それを復誦することや逆順に復誦することは、ふつうの人と同じにできましたし、上の位から10借りてきたことを一時覚えておく必要がある引き算も、問題なくできました。ですから、短期記憶も海馬以外の神経回路で行われていることがわかったのです[※6]。

※5　パソコンのユーザーは、すべてのデータをマシンの購入後に書きこむわけではない。壁紙画面やサンプル動画は、出荷時から組み込まれているデータだ。それと同じように、いくつかのサンプル記憶は、出生時にあらかじめ書きこまれているらしい。サルの子は、ヘビを生れてはじめてみたときから怖がる。臨死体験（瀕死の状況から奇跡的に生還した人が、人種や文化を超えて、川の向こう岸のお花畑から自分を呼ぶ声が聞こえた、などという）も、そうした出荷時搭載済みのサンプル記憶なのだろう。

そうだとすると、短期記憶情報は、海馬外から海馬に転送されて固定され、また海馬外に転送されるということになります。この2回の転送の細胞レベルのしくみは、まだほとんど手つかずの問題です。「転送」なんて簡単にいいましたけれど、具体的にどんなことをしているのか、想像することすら困難です。転送といえば、高校の授業中に「○○が××したらしい」なんて四つ折りの紙が回ってくる、そんなイメージしか湧きません（発想が貧困ですみません）。

あるいは、もしかすると、転送などは起きておらず、情報は複数の領域で平行に処理されていて、それが行動表現に表れる時期が交替するために、見かけ上転送されたように見えるだけなのかもしれません。たしかに、短期記憶なしに長期記憶が生じたとする報告例もありますから。私たちは、海馬に海馬外の皮質をつなげた切片培養をつくり、これにRISEを起こして、転送をガラス器内で再現できないかトライしてみたのですが、答えは出せませんでした。

ところで、マギル大学ときいてピンときた読者もおられるでしょう。そうです、ミルナー博士は、ペンフィールドとヘッブの弟子です。彼女は1918年の英国生まれで現在100歳超。ケンブリッジ大学で心理学を学びましたが、折しも第二次大戦が勃発して軍務につきました。心理特性によってパイロットを戦闘機か爆撃機かに振り分ける仕事だったといいます。英国空軍はそんなことしてたんですね。1944年、結婚して夫と共にカナダに移り、カナダ軍需省に勤めます。戦後、世の中も彼女自身も落ち着くと、あらためて当地の大学院に入学して心理学を勉強し直すことにしました。それがヘッブ教授の研究室だったのです。ヘッブ研究室の同級生に、後に視覚の情報処理で有名になるモーティマー・ミシュキン博士（1926－）がいました。

さてミルナーは、ヘッブ研で当時最先端の医療技術であったロボトミーとかかわることになります。ヘッブもミルナーも医師ではありませんから、手術に携ったわけではありませんが、モントリオール神経学研究所病院（マギル大学付属病院の一つ）で手術を受けた患者の、術後の変化を観察し、記録したのです。その観察記録から脳の各部位の役割を推測し、動

※6　HMは技能に関する学習も正常だった。たとえば「ハノイの塔」という、大きさ順に積み重ねて棒に挿してある円板を、大きさ順を崩さずに一つずつ隣の棒に移す作業（結構難しい）とか、「鏡像追跡」という与えられた線描を、鏡で見ながらなぞる作業とか（もっと難しい）は、正常に学習し上達した。ただし、本人はその練習をしたことは覚えておらず、「初体験なのにわれながら上手だ」と自慢したという。

物実験によってそれを実証していくという仕事です。そして、1953年、運命の患者HMと出会うことになります。ペンフィールド、ヘッブといい、ミルナーといいミシュキンといい、「学統」というものの力を感じずにはおれません。

ロボトミーは、脳の一部を外科的に切断したり、除去したりする手術で、とくに激発性の統合失調症患者に対する前頭葉切断が著効を示す（急に暴れ出して手が付けられなくなる人が、おとなしくなる）ことから、重度の精神病患者の治療法として、1930―40年代、脚光を浴びていた治療法でした。もちろんポジティブな意味で、です。この手術を開発したポルトガルの医師、エガス・モニス（1874―1955）は、1949年度のノーベル生理学医学賞を受賞しています［※7］。

1975年、ミロス・フォアマン監督、ジャック・ニコルソン主演の映画『カッコーの巣の上で』が、この手術の人格改造的な側面を告発してアカデミー賞をえてから、「悪魔の手術」として一般に語られるようになりました。ただし、手術が行われなくなったのは、映画の功績ではありません。1950年代以降、いくつもの向精神病薬が開発され、手術の危険を冒す必要がなくなったためです。なお、人をロボットにする手術だからロボットミー（Robot me?）というかのように理解する向きがありますが、それは間違いです。臓器の一部である葉（lobe）の切断術（ectomy）だからロボトミーなのです。肝葉切除も肺葉切除も、広い意味でのロボトミーです。

※7　モニスという人は、実に波乱万丈の人で、1903年に国会議員になり、1917年には外務大臣として、第一次大戦のパリ講和会議にポルトガル首席代表として参加した。その後、医者の仕事にもどったが、1939年、彼の患者によって銃撃されて半身不随になってしまった。しかし、なおリスボン大学の外科主任教授としてとどまり、脳血管造影法を開発し、脳腫瘍の診断法を確立する。ノーベル賞をこちらで受けていれば、後に「悪魔の手先」呼ばわりされることもなかったろうに。

つむじまがりのコラム 8

透明人間

最近、脳を（脳に限らず臓器を）透明にする技術が注目を集めている。これまで、脳の内側がどうなっているのかは、脳をナイフで薄切りにして、それぞれの切片を観察し、それを積み重ねて三次元再構成していたが、時間も手間も半端なくかかった。もし脳を透明にできれば、光が奥まで届くから、内部がどんなになっているか、どんな物質があるかを、脳を切らずに直接観察することができる。たとえばA10神経は、ここからこうつながっているんだ、などということが一目瞭然にわかる。

そもそもモノはなぜ不透明なのか。それは、モノとモノの境界面で、光の屈折率が違うために、入射光が反射・散乱するからだ。だから、組織・細胞の内外を全部均質な物質（水でもいいしアルコールでもいい）に置き換えてしまえば、透明になる。

細胞には脂質でできた細胞膜があって、これが光を反射するから、これを溶かし去る必要がある。ただし、やみくもに膜を溶かしたら、細胞の中身、タンパク質も核酸も流れ出てしまって、元も子もなくなってしまう。それは元の場所につなぎとめておかなくてはいけない。また、強烈な薬品でタンパク質を変性させてしまったら、肝心の物質があるかないかを知るための検出剤（抗体など）が、それを認識できなくなってしまう。

そうした厳しい要求がたくさんあるので、とても実現できないだろうと、最近まで思われていた。ところが、本気でやってみたら、案外簡単にできてしまった。今や脳や臓器といわず、動物を丸ごと（ほぼ）透明にすることもできる。博物館のお土産で、骨だけ青く染めた透明なグッピー、なんか売ってる。透明マウス標本も作れる。

ただし、細胞膜を溶かし去るわけだから、生きた状態ではできない。原理的には、グッピーやマウスと同様に、人間を透明化することも可能なはずで、そうなると「透明人間の実現」といえなくもない。が、透明な死体を透明人間と呼んでいいかどうかは、また別の問題だ。

04 記憶を操作する

エングラムの可視化

ヘッブの原理の確からしさは、さまざまな観察や実験の結果から、今や疑いなくなっていますが、刺激（あるいは情報）の入力によって活動するニューロン群、運動（あるいは行動）を出力するニューロン群、というのはあくまで仮想的な存在で、「実在するかどうかは、この目で見るまで信じない」という人も多くありました。それはそれ、立派なスタンスです。

その仮想的な情報保持細胞群を、エングラム（記憶痕跡）とよびますが、最近の遺伝子技術は、エングラムを「この目で見る」ことを、ついに可能にしました。「地理的反応」（P.110）で、ニューロンが強く活動すると、ＡｒｃやＦｏｓなどのタンパク質が作られる、といいました。ならば、Ａｒｃ遺伝子やＦｏｓ遺伝子に標識用の蛍光タンパク質の遺伝子をつないで入れかえた遺伝子改変ネズミをつくれば、エングラムを顕微鏡で見ることができるでしょう（乱歩の話は、実は伏線だったのです、って言っちゃダメでしょ）。

話は飛びますが、こうした蛍光タンパク質による細胞の標識法は、２００８年のノーベル化学賞の授賞対象になりました［※1］。オワンクラゲは、傘や生殖腺に発光器をもち、幻想的な青緑色に光る水族館の人気者です。発光するタンパク質はエクオリンといい、これ自体は、カルシウムイオンに反応して青い光を出すのですが、エクオリンと一緒に存在するＧＦＰというタンパク質が、その青色光を緑色に変換するのです。そのＧＦＰ遺伝子を、ねらいのタンパク質の遺伝子につないでネズミに組み込んでおけば、ねらいのタンパク質がつくられるときＧＦＰもいっしょにつくられますから、青色光を当てれば目で見ること

※1　85万匹のオワンクラゲを自ら水から採集してこれらのタンパク質を抽出し、発光のしくみを明らかにしたウッズホール海洋研究所の下村脩《おさむ》（1928－2018）と、GFPを細胞標識にする技術を確立したコロンビア大のマーチン・チャルフィー博士（1947－）とカリフォルニア大のロジャー・チェン（銭永健、1952－2016）が共同受賞した。下村は諫早疎開中に隣町長崎の原爆を体験しており、平和運動にも尽力した。

ができます。皮膚にGFPをつくらせた、「全身緑色に光るネズミの子」の写真には、インパクトがありました。現在では、理研の宮脇敦史博士（1961－）らの努力で、いろんな条件でいろんな色に光るタンパク質が開発されています。そのうち、ハロウィンの晩に、オレンジ色に光る若者たちが渋谷駅前に繰り出すかもしれません（冗談です）。

話を戻します。エングラム標識の原理は簡単ですが、ネズミだって「ボーっと生きてる」わけではなく、それぞれ色々考えているでしょうから、そうした自発活動では光らないようにする工夫も必要ですし、ただ刺激に応答して活動しただけではエングラムとはいえず、想起の時にも活動することを示すことが必要ですので、実際にやるのは簡単ではありません。これに最初に成功したのは、スクリプス研究所のマーク・メイフォード博士のグループです［※2］。ネズミに、ある箱に入ったら電気ショックが来るぞという恐怖学習を施し、その恐怖記憶のエングラムを、扁桃体という部位で可視化しました。

記憶の人為的操作

標識ができるなら、今や、ただ見るだけでなく、その標識つきニューロンを、光を使って興奮させたり、興奮を抑制したりもできる時代になりました。たとえば、チャネルロドプシン2というタンパク質は、青色光を受けてNaイオンを通す孔を開く光感受性チャネルですので、標的タンパク遺伝子と一緒にこの遺伝子をつないでおけば、青色光照射でエングラムを人工的に興奮させることができるはずです［※3］。理研－ＭＩＴ（日本の理化学研究所が米国のマサチューセッツ工科大学内に設置した連携研究所）の利根川進博士グループでは、いったん恐怖学習を施してエングラムをつくらせたネズミを、本来電気ショックが来るはずのない状況において、エングラムを光で興奮させたところ、ネズミは突然恐怖に駆られてフリーズしました。ネズミにしてみれば「えっ、このわけのわからない恐怖は何?!」と思ったことでしょう［挿図1］。

※2　Reijmers LG et al (2007) Localization of a stable neural correlate of associative memory. Science 317:1230-1233.

※3　このような手法を「光遺伝学《ひかり》」という。開発者のスタンフォード大学のカール・ダイセロス博士（1971－）は、最近毎年ノーベル賞候補に挙げられている。また、本文中に書いたような光遺伝学を駆使して記憶の機構の解明を進めている利根川博士は、2度目のノーベル賞を受けるかもしれない。

図１：記憶の操作

活動すると発現するタンパク質（たとえばFosなど）の遺伝子に
チャネルロドプシン（ChR2）の遺伝子をつないだネズミをつくる。
箱に入るとショックがくる学習をさせる。エングラムにはFosとChR2が発現する。
箱に入れればもちろんだが、箱に入れなくても青色光を脳に入れるとフリーズする。

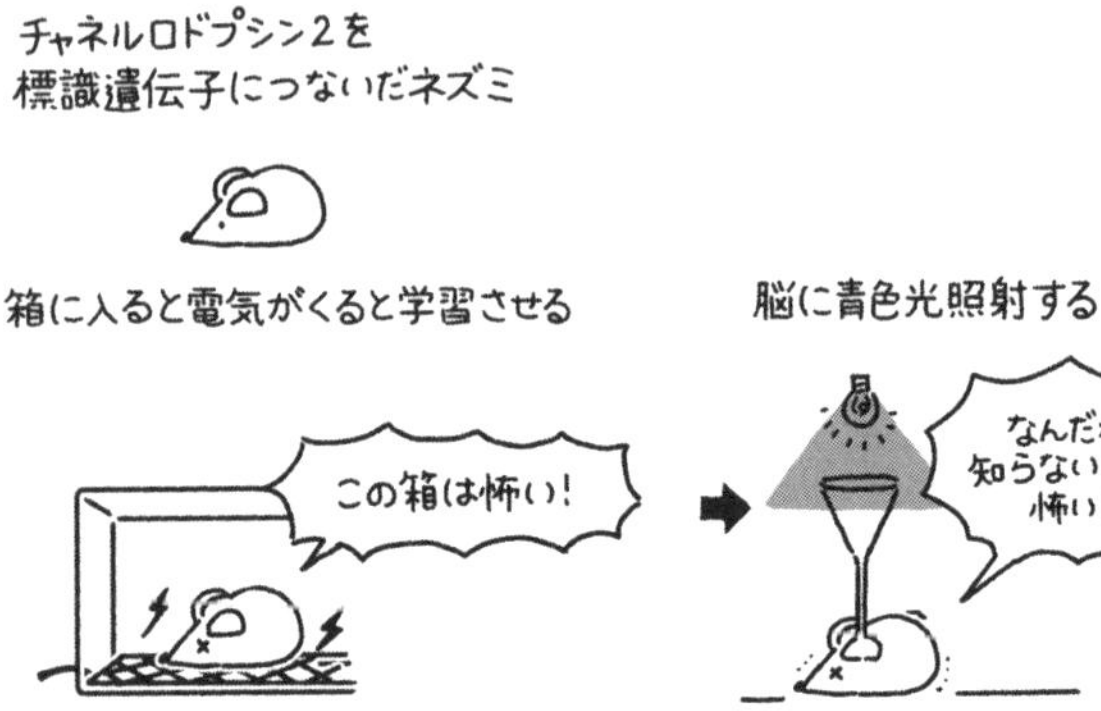
箱に入ると電気がくると学習させる
この箱は怖い！
なんだか
知らないけど

逆に、黄色光を受けてClチャネルを開き、興奮を抑制するハロロドプシンというタンパク質の遺伝子をつないだネズミをつくり、恐怖学習で「ここは怖い」と覚えたはずの状況においた上で黄色光照射をすると、フリーズを示さなくなりました。ネズミは「見覚えのある箱ですが、それが何か」という気分なのでしょう。

さらに、第一の状況でエングラムをつくらせ、第二の状況で恐怖刺激を与えると同時に第一のエングラムを興奮させると、その後、怖くはなかったはずの第一の状況で、フリーズするようになりました。つまり、「同時に活動したニューロンは結合する」というヘッブの原理を利用して、ニセの記憶を植えつけることができたのです。今や、実験動物では、記憶を人為的に操作できる時代になった、といえます。

比較的単純な記憶である恐怖学習でも、脳の多くの場所で多くの細胞が光る（論文によって見積りは違いますが、数％から数十％が光る）ということですから、各ニューロンは、特定の刺激応答だけに専一に関わっているわけではなく、かけもちしているということでしょう（さもないと、かりに１件の記憶に１％使ったら、１００件でいっぱいになってしまいますから）。つまり、情報は細胞の集団パターンに保存されているということになります。それも、ヘッブが予想していたことです。

ただ、ここであらためてエングラムについて考えてみましょう。実験者が観測している行動は、感覚入力とその処理と運動出力の全部の結果ですから、その情報流の経路のどこを人為的に興奮させても行動を出力するでしょうし、どこを止めても行動は止まるでしょう。早い話、「恐怖の箱」を認識するための感覚ニューロンを止めたら、フリーズはできませんよね。あるいは手足の筋運動を指令する運動ニューロンを止めても、フリーズはできません（フリーズとは、全身の屈筋を活動させて、敵に見つからないよう縮こまる運動ですから）。では、その感覚ニューロン・運動ニューロンをエングラムといえるのかというと、ちょっと違いますよね（もちろん、紹介した研究では、そうした一般的な現象ではないことを、できる限りチェックしてはいますけれど）。とすると、本当の意味でのエングラム、つまり経験情報の保存をしていた細胞群は、標識された細胞のうちのいったいどれなのだろうという問題が、あらためて浮かび上がります。

なお、これらのエングラム研究は、エングラムのつくられるしくみを問うているわけではありません。最初のエングラム形成はおそらくLTPによるのだろうと想定されます（そして、その固定はRISEによるのでしょう、きっと）。

記憶研究のためのモデル系

記憶の基礎研究には、研究者ごとにいろいろな材料を使います。記憶される情報の内容が違うと、細胞レベルで起きている現象もそれぞれ違うというような非能率・不経済なことを生体がしているとは思われませんし、研究者はオッカムの信徒（第2章※2参照）ですから、違うという証拠が出るまでは違うとは考えません。で、それぞれの材料をモデル系と呼びます。

分子遺伝子の研究で「大腸菌から象まで」というたとえが使われます（どちらもEで始まるシャレなんですが、直訳するとジャック・モノー（1910－1976、遺伝子発現調節で1965年ノーベル生理学医学賞受賞）のシャレ心が伝わりません、なんで象なん？ て聞かれますから、提案、「大腸菌からダチョウまで」にしましょう）。遺伝情報がDNAの塩基配列に書かれ、分裂時には同一のDNAが複製され、機能時にはRNAにコピーされてタンパク質に翻訳される、この過程は大腸菌だろうとダチョウだろうと同じはずです。だからダチョウで実験する必要はないのです。このとき、大腸菌をモデル系といいます。色んな点で便利だから使っているのであって、べつに大腸菌が好きで好きでたまらないから大腸菌を使っているわけではありません（そういう人も、中にはいるかもしれませんが）。

モデル系は、研究の目的にしたがって最も適当なものを選びます。大腸菌は原核生物（細胞に核のない生物）ですから、真核生物（細胞内に核や複雑な細胞膜のくびれ込みがある生物）特有の現象は調べられない。それなら、真核生物の中で扱いやすい酵母をモデル系に使うのがいいでしょう。しかし、酵母は単細胞生物ですから、多細胞生物特有の現象を調べるには、多細胞生物のセンチュウやシロイヌナズナをモデル系に使うのがいいでしょう。センチュウは無脊椎動物、シロイヌナズナは植物ですから、脊椎動物特有のことを調べるのであれば、アフリカツメガエルを使うのがいいでしょう。哺乳類特有のことを調べたければ、ネズミを使いましょう。基礎科学はそうやって成功を収めてきました。

神経研究のモデル系としては、イカが有名です。イカの軸索は、太いものは直径1ミリもあるのです。太いうえ白いので、身の透き通ったイキのいいイカなら、お刺身でも見れます（馴れた生理学者はスルメでも見つけられます）。軸索は、太い方が伝導速度が速い（「電池とスイッチと電位依存症チャネル」P.62参照）。イカが胴を絞って水をジェット噴射して逃げるとき、胴の先から頭・足の方に向かう順で筋肉を収縮させなくてはなりませんから（でないと先がふくれて破裂する）、両眼の間にある脳から胴の先の筋肉に一番早く収縮指令を送る軸索ほど太くしたのがイカ側の事情です。実験者側の事情としては、太ければ電極を自由に挿せますし、細胞の中身を入れ替えることもできます。第1章02節で説明した（だいぶはしょりましたけれど）神経興奮のしくみは、これをモデル系として解明されたのでした［※4］。

記憶の研究のモデル系として有名なのは、アメフラシです。アメフラシは世界中の磯にいる軟体動物で（食べられますけど、お奨めできません）、水をかけると体を縮めますが、何度もくりかえすうちだんだん縮めなくなります（磯にいる動物が、波が当たるたびに縮んでいたらエラに水を通せず、呼吸ができません）。しかし、実験者が意地悪にも針で突いたりすると、それ以降、いったん馴れたはずの水かけにも過敏に体を縮めるようになります。これを「鋭敏化」学習といいますが、これを細胞レベルで調べて、「鋭敏化」は神経伝達物質の放出量が増えるためだ、それは軸索末端内でＰＫＡ（P.１５９参照）が働くためだ、と解明してノーベル生理学医学賞を受けた（２０００）のは、コロンビア大学のエリック・カンデル博士（１９２９－）です［※5］。

アメフラシでの成果は、海馬ＬＴＰの研究にも大きなヒントを与えてくれました。実際かなり多くの共通点があります。しかし、この学習は、あらかじめ（生まれつき）回路に組み込まれていた行動の選択肢が刺激によって切り替わったものであって、経験以前には無関係だった刺激と行動が、経験によって新たに結びつけられたというものではありません。

※4　神経興奮や伝導のしくみを、イカの神経での実験で解明したアラン・ホジキン（１９１４－１９９８）とアンドリュー・ハクスレー（１９１７－２０１２）は、１９６３年のノーベル生理学医学賞を受けた。両博士は生理学徒にとって神格的存在で、私が１９８７年、ケンブリッジ大学にカルシウム研究の先輩マイク・ベリッジ博士（１９３８－）を訪ねたとき、「今日の君のセミナーにはハクスレー学長が来るよ」といわれた。あのときの緊張は「半端ないって」。

そういう点では、ショウジョウバエをモデル系とした研究が、記憶研究で先駆的な役割を果たしました。ハエは突然変異《ミュータント》が簡単にたくさんとれます。その中で学習（電気ショックによる恐怖学習とか、エサによる弁別学習とか、ネズミと同等なことができます。いやあ、ハエはびっくりするほど賢いですよ）に異常がある個体を見つけ、原因遺伝子を探った結果、アメフラシと同様にＰＫＡが記憶に大きな役割を担っていることがわかりました。現在もショウジョウバエの記憶研究は、学界の潮流の一つでありつづけています。ただ、ハエには、神経細胞が小さく（昆虫一般にいえることです）、電気活動の記録のような生理学研究がしにくいという弱点がありました。しかし、最近は神経活動の光学記録法や光遺伝学手法（前項参照）の活用によって、その弱点は克服されつつあります。そのうち、スーパー賢いハエがつくられるかもしれません。ただ、絶対逃がしたりしないでください。賢いハエの大群が人を襲う映画を誰か撮ったことがあるか知りませんが、アルフレッド・ヒッチコック監督の『鳥』（１９６３年公開）ほど怖くなくても、相当グロいでしょう。

モデル系は、生物種の選び方だけでなく、現象の選び方にもあります。たとえば、薬物依存症は経験によってシナプスが強化され、長期にわたって維持されて、（おそらく）回路の変化もひき起こすという点で、記憶と似た性質を持っています。依存薬物の多くは、ドーパミン性の神経伝達がターゲットで、ドーパミン受容体（D1）はPKAの活性化を促しますから、ただ似ているだけではなく、根本的に同じしくみが背景にあると考えられま

※5　カンデル博士はオーストリア生まれだが、1939年ナチスを逃れてアメリカに移住し、ニューヨーク大学で医学を修めた後、コロンビア大学で研究を始めた。最初は医師らしく哺乳類を対象としたが行き詰まり、1955年ころからウッズホール海洋研究所でアメフラシの研究を始めた。アメフラシで成功を収めた後は、哺乳類の研究も平行して行っている。後述のローレンツもオーストリア生まれ。ウィーン大学医学部で学んだ後、コロンビア大学に留学して研究を始めた。だからカンデルの先輩である。しかし、ローレンツはユダヤ人ではないので、大戦時は徴兵されてドイツ軍の軍医になった。もしそのまま軍務に励めば、戦犯になりかねないところだったが、幸か不幸か、すぐにソ連軍の捕虜となってしまい、戦後は動物行動学に転向する。1973年、親友ニコラース・ティンベルヘン（1907－1988）、ミツバチが花のありかを仲間に伝える8の字ダンスで有名なウィーン大学医学部の先輩カルル・フォン＝フリッシュ（1886－1982）とともに、動物行動学の業績でノーベル生理学医学賞を受賞する。オランダ人ティンベルヘンはユダヤ人ではないが、勤務するライデン大学が同僚のユダヤ人研究者を解雇したのに抗議して逮捕され、2年間収容所生活を送った。皮肉なことに、彼が人種差別反対に目覚めたのは、ミュンヘン大学のフォン＝フリッシュの研究室に滞在中にナチスの勃興を目撃したことだったという。第二次大戦は、ノーベル賞にもいろいろなドラマを生んでいる。仲野徹博士の『生命科学者たちのむこうみずな日常と華麗なる研究』（河出文庫）のあちこちでも、その感を深くする（たとえば、サルバドール・ルリアの章やリタ・レーヴィ＝モンタルチーニの章ではとくに）。

す［※6］。

また、鳥類には刷り込み《インプリンティング》という現象があります。ヒナが卵からかえって最初に見た、自分より大きくて動くものを、親だと思って（かどうかヒヨコに訊いても、ピヨヨとしか答えてくれませんが）ついていくという行動です。この行動を研究したオーストリアの行動学者コンラート・ローレンツ（1903-1989）が、ハイイロガンの子につきまとわれている写真を見たことがある方も多いのではないでしょうか。この学習は、動くものがビーチボールでもローレンツでもよいという点で、遺伝ではなく経験によってつくられ、かつ非常に再現性の高い現象なので、刷り込みの前と後とでヒヨコの脳を比較することで、記憶の研究に寄与します。また、鳥には求愛歌《ラブソング》の学習という、やはり再現性の高い学習行動があります。鳥は毎年歌を覚え直すので、書き換えのしくみを含んでいるはずです。

記憶のしくみについての私の考え

この章の各節で断続的に触れてきましたが、章を終えるにあたって、私の考える「記憶のしくみ」について、まとめておきたいと思います。概念レベルの抽象的な「関係性」ではなく、細胞レベルの具体的な「からくり」についてです［挿図2］。

耳で聞いた電話番号をかけるまで覚えておく、計算で繰り上がり繰り下がりを覚えておくのは、おそらく前頭皮質内の回路か、感覚情報の集まる視床－前頭皮質間の回路かで、

※6　麻薬（ヘロインなど）は、脳に元々ある「オピオイド受容体」を活性化して鎮痛効果を表す一方、中脳腹側被蓋野ドーパミン産生ニューロンの活動抑制を解いてドーパミン作用を強化する。覚醒剤（アンフェタミンなど）は、セロトニンの作用を増強して覚醒効果を表す一方、腹側被蓋野ニューロンの投射先でドーパミンの再取り込みを阻害してドーパミン作用を増強する。大麻は、脳に広く存在してGABAの放出を抑制しているカンナビノイド受容体を活性化し、ドーパミン作用を助長する。カフェインは、伝達物質放出を自己抑制するアデノシン受容体を抑えてドーパミン（だけではないが）放出量を増やす。このように、依存性を引き起こす物質の多くは、ドーパミンの作用を増強する。そして、腹側被蓋野ドーパミン産生ニューロンの標的の一つに側坐核があり、その活動高進が快感・多幸感をもたらす（ただし、ドーパミン自体が「快楽物質」なのではない。ドーパミンはあくまで単なる信号物質で、側坐核のニューロン（GABA性）の活動が快感情動をつくる）。しかし、快感はそれ自体で希求性をもつとはいえ、それだけで行動変化まで説明するにはおそらく足りない。腹側被蓋野ニューロンの標的は側坐核だけでなく、広く大脳皮質全体に及ぶ。そこでグルタミン酸性シナプス（つまり「神経伝達の2つの様式」［P.83-］でいう「ふつうの伝達」）の可塑性を促すことで、習慣的な希求行動を生むのだろう。

図2：記憶回路についての試論

作業記憶は前頭皮質内回路でPTFにより極短期間保存する（同時に最大7回路回せる）。前頭皮質活動は皮質－視床路／視床－皮質路（CT/TCP）でモニターされており、保存されるべき情報はパペッツ回路（PC）で回されて海馬にLTPを起こす（初期エングラム形成）。海馬ニューロンは海馬－皮質路／皮質－海馬路（HC/CHP）で皮質内局所回路を駆動する（エピソード記憶）。初期エングラムは、繰り返し想起によってRISEを起こし長期エングラム化する（近時記憶）。皮質局所回路どうしは皮質－皮質路（CCP）でヘッブの原理による強化を起こす（遠隔記憶）。

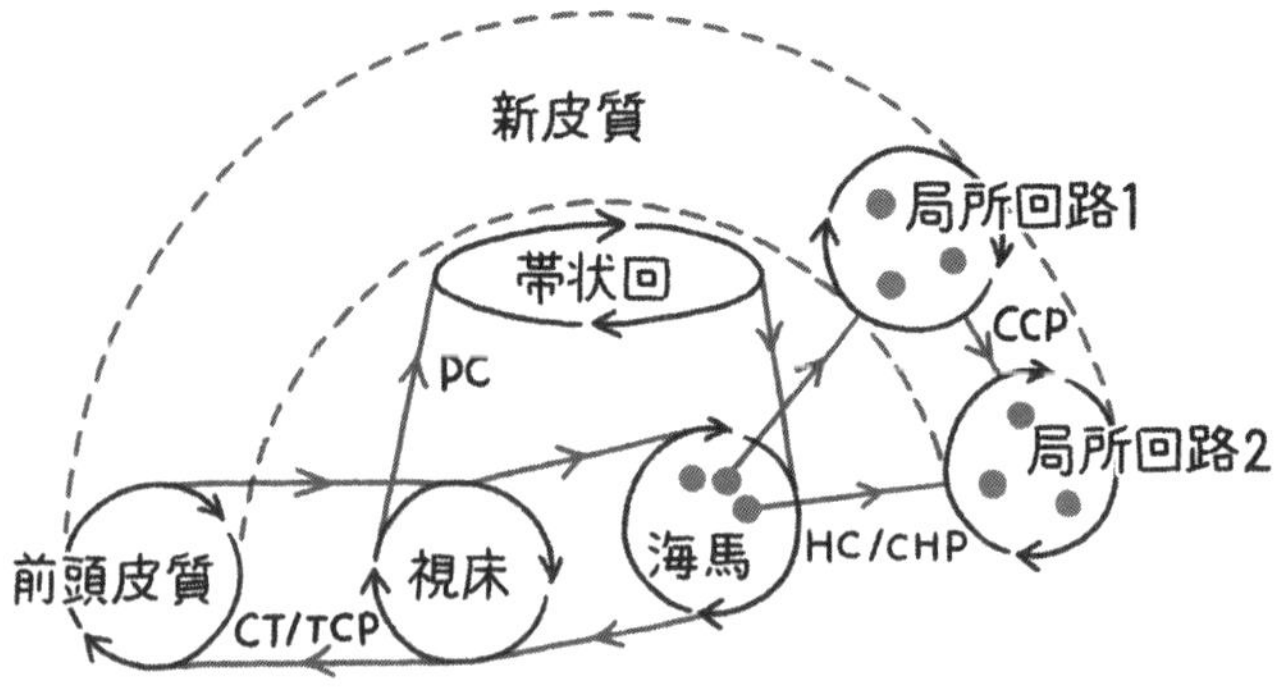

興奮がぐるぐる回っている状態に相当するのでしょう。しくみはPTF（P.150参照）だろうと思います。他のシナプスに比べてそのシナプスが通りやすくなっているわけですから、そこを選んで興奮が回ります。1回のPTFの持続は数秒間ですが、それを繰り返している間は、持続します。PTFにタンパク質合成は不要です。心理学でいう作業記憶、臨床神経学でいう即時記憶にあたる記憶がこれでしょう。

作業記憶には「マジックナンバー7」という現象があります。単なる数字や単語の復誦ならアイテム7個が限度なのですが、多くの単語が必要なイベントも一まとまりにして1アイテムにすれば、やはり7アイテム復誦できるのです（これを利用して、記憶術では、事項をバラバラにではなく物語にして覚えろ、といわれます）。これはおそらく、前頭前野で同時に回せる回路の数が上限七つで、一つの回路に乗せるアイテムは単語1個でもいいしイベント1個でもいい、ということを表しているのでしょう。

前頭前野の活動は、パペッツ回路［※7］という神経ループで視床を介して海馬が傍受しています。したがって、前頭前野の活動が一定以上続けば海馬にLTPが起きて、エングラムがつくられます。海馬エングラムの各細胞の役割は、具体的内容というより時空間情報を保持して、大脳皮質各領域への投射（映像に関する事象は視覚野への、音響の情報は聴覚野への、言語に置換されうる情報は言語野への、などなど）を介して、具体的内容を担う皮質ニューロン群を時空間的系列順に活動させることでしょう（「場所細胞」P.152参照）。この活動は、投射先大脳皮質各領域ニューロンにLTPを誘発し、そこにもエングラムがつくられるはずです。海馬のエングラムによって、皮質のエングラムが時空間系列順に活動することこそが、エピソードなのだと思われます。これが臨床神経学でいう近時記憶（長期記憶のうち海馬に依存する近い過去の記憶）にあたるのでしょう。

この海馬内回路と皮質内回路のLTPが、リアル体験によってであれ、バーチャル体験によってであれ、多数回繰り返し誘発されると、LTPはRISEに移行し、情報はシナプス伝達効率の強化（LTPによるエングラム）から、シナプス構造の新生（RISEによるエングラム）に変換され、固定されるのでしょう。繰り返されるかどうかは、中脳腹側被蓋野からの報酬情報や扁桃体からの罰情報の有無や強弱によって決まるのだと思われます（扁桃体は腹側被蓋野経由で報酬情報と合流するのかもしれません）。消えてよい情報は繰り返されず、LTPはRISEに移行しないまま立ち消えになるでしょう。

さて、ここからがよくわからないのですが（って、その前の段階も「わからん度」は一緒だ、ただの想像だろうが、といわれるでしょうけれど）、皮質各領域間のエングラムは、やがて海馬のエングラムによらずに、時空間順に活動するよう結線されます。きっと、皮質領域間の投射の一部がヘッブの原理にしたがって「同時に活動する細胞は結合を強める」のでしょう。こうなれば皮質だけでエピソードを呼び出せます。これが臨床神経学でいう遠隔記憶、海馬に依存しない遠い過去の記憶なのだと思われます。海馬は、次々に新しい情報を処理しなくてはなりませんから、そうそう長く一つのエピソードにかかずらわっているわけにはいきません。海馬のＲＩＳＥはＬＯＳＳ（本章03節の※1参照）で消すのか、いや、もしかすると、ＲＩＳＥは生体では海馬よりも皮質で起きるもので、いったん成立したら消されはしないのかもしれません（そうだとすると、ＬＯＳＳはＬＯＳＳで一つの記憶と考えるべきでしょう。回路の変更という意味ではＲＩＳＥと同格ですから）。

※７　パペッツ回路とは、海馬から視床、帯状回《たいじょうかい》（大脳の内側で左右半球をつなぐ軸索の束を脳梁《のうりょう》というが、その直上にある前後に長い皮質）、傍《ぼう》海《かい》馬《ば》回《かい》を経て海馬に戻る回路のこと。ループを成していることが、自励的な高頻度発火をもたらすカギだと思われる。元々は、チェコ系米国人の解剖学者ジェームズ・パペッツ（１８８３―１９５８。米国人はPapezをペイプズと読み、パペッツでは通じない）が１９３７年、情動の発生源として提唱した回路だが、その後記憶との関係が注目されるようになった。視床は、大脳皮質の各領域から入力を集め、また各領域に出力を返す情報流のハブ領域。

つむじまがりのコラム 9

「セントラル・ドグマ」の暗喩

分子生物学で、「DNAがRNAに転写され、タンパク質に翻訳される」という遺伝情報実現の流れを、セントラル・ドグマ（中心教義）という。これを唱えたのは、分子生物学の巨人フランシス・クリック（1916―2004）である。しかし、彼の遺したタイプ打ちのメモ（1956年10月付）は、少し違うニュアンスで書かれている。彼は「タンパク質からRNA、DNAへの情報の逆流はない」ということをドグマと呼んでいるのである。何ごとであれ「ない」ことを証明することは不可能に近い。実証または反証できる見解は「仮説」だが、証明できない着想はそれになれない。だからこそ「教義《ドグマ》」と呼んだのだろう。

1940―50年代とは、スターリン支配下のソ連で、トロフィム・ルイセンコ（1898―1976）が、獲得形質の遺伝を唱え、遺伝学研究所長ニコライ・バビロフをはじめ、正統派遺伝学者を次々に投獄・追放していた時代である。「個体が経験を通じて獲得した形質が遺伝子を変える、進化は種の淘汰ではなく種の協力で実現する」という主張は、一見美しく「民主的」で、心情的同調者をえやすいだけに、残念ながら真実はそうではないことを知っている正統派遺伝学者にとっては、何としても波及を食い止めなくてはならない「邪教」であった。クリックが「ＤＮＡがタンパク質によって変えられることはない」と、力《リキ》を込めて主張し、それをキリスト教の言葉でドグマと呼んだ、その背景には、共産主義対キリスト教の対立があったのである。

第3章

記憶の異常

日本が急速に高齢化社会に向かっていると警告されたのは四半世紀前。いま、無策のまま予測通りに高齢化社会に突入して、認知症など高齢に伴う脳機能障害と介護の問題が、社会的にも経済的にも、大きな問題になっています。脳は体のコントロール・センターですから、脳機能障害はさまざまな症状になって表れますが、そのうちの典型的な一つが記憶障害です。もちろん、すべての脳機能障害が記憶障害を伴うわけではありませんけれど、記憶障害は、物忘れ、場所忘れ、約束忘れなどといった小事件で、周囲から気づかれることが多いためもありますし、自覚もしやすいものですから、高齢者が最も多く訴える症状です[※1]。読者の関心もおのずと高いでしょう。

私は、医者ではありませんし、認知症の臨床について詳しく知っているわけではありません。ですが、脳や神経に限らず、多くの器官や細胞の本来機能が、病気や外傷による機能喪失を通じて推測されてきた歴史からも、実験動物でその器官や細胞を除去することで表れる異常から、その推測が検証されてきた科学の常道からも、私は記憶研究に携わる者として、認知症と記憶障害について関心を払ってきました。払ってこざるをえなかった、といった方がいいかもしれません。

そこで、第1章・第2章の「基礎編」に対しての「応用編」として、認知症研究の現況を解説したいと思います。

また、私の暮らす阪神地域では、1995年の阪神淡路大震災、2001年の大阪教育大附属池田小無差別殺傷事件、2005年のJR福知山線脱線マンション突入事故、2012年発覚の尼崎連続虐待変死事件などなど、関係した人々の心に重大な傷を刻みつける事故・事件が数多く発生しています（なんだか、この地域に集中しているような気すらします）。PTSD（心的外傷後ストレス障害）という、それ以前は精神科か心療内科の専門医しか知らなかった病名が、市民がみな知っている日常語になったのも、これらの災害・事故・事件がきっかけでした。その中心症状は、恐怖体験の記憶が薄れないことで、忘却障害と呼ばれたりもします。これも、記憶研究者としての私は、関心を払わざるをえない事象です。そこで、この章で

※1　ズボンのチャックを上げ忘れて教授会に出て、同僚のY教授につつかれて恥かしい思いをした。と同時に「ボケたかな」と心配になった。すると「心配ない。上げ忘れは大丈夫だ。だが下げ忘れたら相談に来い」と慰めてくれた。彼には神経内科の臨床経験がある。頼りになる診断だ。

言及したいと思います。

高齢化問題は、少子化問題と切り離せません。なぜなら若年者人口が減れば、それだけで高齢者率は上がるわけですし、GDPが低下する一方で、社会保障を支える納税者が減るわけですから。それなのに、子どもをとりまく環境は改善されていません。親のストレスが子に向う虐待事件も後を絶ちません。この本で、そんな大社会問題に取り組むことなどできませんが、子どものストレスに関する警鐘を鳴らすことはできるでしょう。

01 認知症

2018年現在、日本の認知症の約半数がアルツハイマー病、残りが脳血管性認知症とレビー小体型認知症でほぼ半数ずつ、その他が数%という内訳になっています。20世紀には半数以上が脳血管性だったので、大きな様変わりです。

アルツハイマー病

1906年、ドイツの精神科医アロイス・アルツハイマー(1864－1915)が、前行性《ぜんこう》健忘、つまり昔の記憶は健全だが新しいことを覚えられない状態、を顕著な症状とし、急速に悪化する若年・壮年(60歳未満)の脳疾患を報告し、学界はこれを「アルツハイマー病」

と呼ぶことにしました。報告にあったＡＤという患者名が Alzheimer Disease の略語と同じなので、てっきり仮名だと思われていましたが、後に実名（Auguste Deter; 1850-1906）だとわかりました。

その後、高齢者に見られる記憶障害が、悪化の進行こそ緩やかながら、症状や経過がアルツハイマー病のそれとよく似ていることに注意が向けられ、それを「アルツハイマー型老年痴呆（SDAT: Senile Dementia of Alzheimer Type）」と呼ぶことになりました［※1］。しかし、いつの間にか呼称が入れかわって、今は老年性の方を「アルツハイマー病」、元のアルツハイマー病、つまり若年性・壮年性の方を「早発性アルツハイマー病（EAD: Early-onset Alzheimer Disease）」と呼ぶようになってしまいました。

アルツハイマー病の最大の危険因子は「年齢」です。寿命が延びることは、もちろんいいことなのですが、健康あってこその長寿ですから、アルツハイマー病の病因解明と予防法・治療法の探求・開発は、高齢化社会のまさに最大の課題です。

患者の死後に脳を調べると、肉眼ですぐわかるほど海馬の委縮（海馬ニューロンの脱落）が顕著で、記銘力（記憶獲得力）の低下をよく説明します。というより、この解剖所見が、海馬が記憶獲得に中心的役割を果たすとする考えの一つの強い支持証拠となりました。いっぽう前頭前野の委縮は比較的少なく、病気がかなり進行するまで、理性や性格にはあまり変化がみられないことと符合します。

脳を顕微鏡で調べると、老人斑というシミ（沈着物）が目立ちました。また、神経原繊維変化という樹状突起の異常も目につきます。老人斑は、アミロイド-βというペプチド（約40のアミノ酸から成る小タンパク質）の凝集塊でした。そのアミロイド-βは、脳に元々あるＡＰＰという細胞膜タンパクの代謝産物です。分解のされ方が正常と少し違ってしまい、排出されにくいものになって溜ってしまったようなのです。しかし、このＡＰＰ、いったい

※1　ここは歴史の記述なので「痴呆」の語を使うが、この語は差別的だという世論が高まり、厚労省は2004年、呼称を「認知症」に改めた。同時に、俗に使われてきた「ぼけ」「もうろく」「脳軟化症」なども、医療場面では使わないよう勧告した。「うつ病」を「気分障害」に、「精神分裂病」を「統合失調症」に改めたのと同じ流れである。しかし、「認知症」では認知がどうなったのか、症状の表現になっていない、「認知低下症」ならまだしも「認知症」では日本語として変だ、という意見はあり、そう考える医師は「認知障害」と呼ぶ。こうして苦心してつくった中立的な呼びかえ語も、やがて特定のニュアンスを帯びてくることは、言葉である以上避けがたく、20年後にはまた変わるかもしれない。なお、こういう配慮は日本独特で、欧米では差別的ニュアンスがあろうがなかろうが、平気で使う。筋トレ用具のdumb bell、テレビ音声のmute、メールのBCC=Blind Carbon Copyなど、日本語には訳せない。

何をしているのか不明なタンパク質で、いまだに「アミロイド前駆体タンパク（Amyloid Precursor Protein）」という「仮名」のままでよばれています。脳に広く分布するタンパク質ですから、きっと何か重要な役割をしているのでしょう［※2］。ですから、うかつにＡＰＰをなくしてしまえとか、ＡＰＰを分解する酵素を注射してしまえ、などと乱暴なことはいえません（それも考えられてはいます）。

神経原線維変化の方は、タウという、本来細胞を物理的に支えている微小管（P. 35参照）を補強するタンパク質の凝集物で、これも正常な代謝が滞って溜ってしまったと考えられています。ひところは、これがアルツハイマー病の原因ではないかと疑われましたが、現在は、原繊維変化は病気の結果であって、原因はアミロイド-βだとする説の方が有力です。その根拠は、大きくいって二つあります。

一つは遺伝性のアルツハイマー病（ほとんどのアルツハイマー病は遺伝性ではありませんが、まれに病気が多発する家系があるのです）の遺伝子解析の結果で、ＡＰＰそのものの異常か、ＡＰＰを切るプレセニリンという酵素の異常かで、ＡＰＰの分解が異常になり、凝集しやすいものができることがわかりました。もう一つは、培養神経細胞にアミロイド-βを与えると、細胞が死ぬことが実証されたことです。不思議なことに、少し凝集したアミロイド-βがいちばん毒で、凝集する前や大きな塊になった後は毒性がありません。それがなぜなのか、まだよくわかっていません［※3］。

ダウン症という病気があります。この病気は、21番染色体が、本来は父由来と母由来の1本ずつ計2本であるべきところ、どういうわけか3本になってしまったために起こる病気［※4］です。例外はあるものの、多くは30歳前後までに、アルツハイマー病の症状が表れてしまいます。APPの遺伝子は、この21番染色体の上にあるのです。したがってダウ

※2 私たちは、APPはポスト細胞でグルタミン酸受容体の機能を支えていると提唱したが、ニューロンが結合相手を認識するのに働く、結合の維持に働くなどの説もあって、定まっていない。

※3 アミロイド-βが多数集まる前、少数集まった段階で筒型の構造をとり、これが神経細胞膜に孔をあけるという説がある。まだ確定説とはいいがたいが、アミロイド-β原因説の疑問点となっていた、老人斑（大規模凝集）の出現と症状の顕在化とが時期的に一致しない点に対しても、説明となりうる。

※4 卵《らん》のもとになる細胞（卵母細胞）は、女児の出生時にはすでに一生分できていて、それが思春期以降毎月1個ずつ放出される。卵は放出の際に分裂・成熟するので、待機時間が長かった卵ほど、つまり高齢出産のケースほど、分裂異常卵ができる可能性が高くなる。なぜ21番が分裂異常を起こしやすいかには、いくつかの説があるが、他の染色体に同様の異常が起きると、異常が重くて胎児が成長できず出産に至らないのに比べ、21番の場合は胎児が成長できないほどの障害にはならず、出産に至れるという点が大きい。

ン症患者では、アミロイド-βの原料であるAPPが、本来より1・5倍多くつくられていることになります。このことも、アルツハイマー病のアミロイド-β原因説を補強しました。

現在使われているアルツハイマー病の治療薬は、伝達物質としてアセチルコリンを放出する神経細胞の脱落が他より目立つということに着目し、アセチルコリンが分解・無効化されるのを遅らせて、その作用を強めようというものです（コリンエステラーゼ阻害剤。ドネペジルなど）。私は、むかし会社勤めをしていたとき、その開発の一翼を担っていたことがあります。生き残っている細胞に一層働いてもらおうというねらいで、原因を断つものではありません。また、実のところ、アセチルコリン性神経細胞だけが減っているわけでもありません。

最近、LTPに関わるNMDA型グルタミン酸受容体（P.141参照）を抑える薬（メマンチン）が、臨床に使われ出しました。認知症で記憶が悪くなっているのに、NMDA受容体を抑えたらもっと記憶ができなくなり、逆効果のような気もしますが、カルシウムイオンの入り過ぎによる細胞死（P.146参照）を抑える効果の方を優先したわけです。これは少し原因側に近づいたといえるでしょう。しかし、もっと上流の原因を攻める方法が模索され

図1：アミロイド-βの代謝

アミロイド前駆体タンパク(APP)は脳の多くのニューロンに発現しているが、
通常はα部位、γ部位で切断されて代謝・排出される。しかしβ部位、γ部位で切断されると
アミロイドβペプチドと呼ばれる断片が生じ、これが排出されずに凝集すると毒性をあらわす。

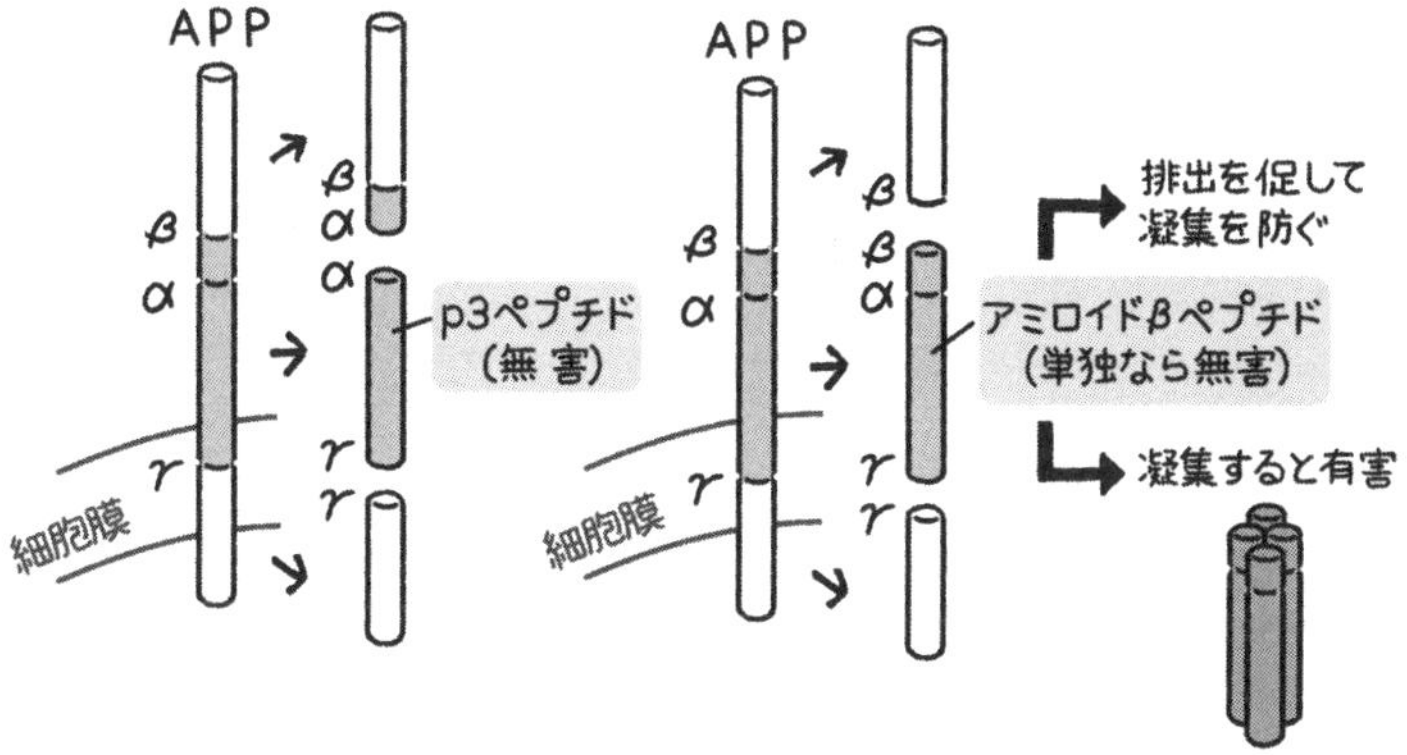

ています。

アミロイド-βの沈着はAPPの分解のされ方と関係しています。α点とγ点で切れれば問題ないのですが、β点とγ点で切れると、沈着しやすいアミロイド-βができてしまうのです。そこでβ点で切断する酵素を阻害する薬がつくられましたが、これは他のタンパク質の代謝異常も引き起こしてしまい、うまくいきませんでした。そこで、アミロイド-βができるのは仕方ないが、アミロイド-β抗体やアミロイド-β結合分子を使ってアミロイド-βの排出を促し、沈着を防ごうという戦略が模索中です［挿図1］。

余談ですが、アルツハイマー病研究は、

映画監督にもインスピレーションを与えています。類人猿が人類を超えて地球を支配する人気作『猿の惑星』シリーズでは、『創世記《ジェネシス》』（ルパート・ワイアット監督。２０１１年公開）で、なぜそうなったかが描かれています。それはアルツハイマー病治療薬ＡＬＺ１１２が、実験用チンパンジー、ブライト・アイズに投与されたことから始まったのでした。遺伝子治療薬との設定ですが、飲んで効くなら、ＮＭＤＡ受容体活性化剤なのではないかしら。でも、それだとブライト・アイズの子シーザーに遺伝しないはずですね。それとも、向神経性ウィルスをベクター（遺伝子運搬体）に使った組み換えウィルスの経口投与なのかしら。

脳血管性認知症

神経細胞はエネルギー食い虫で、脳は体重の40分の1くらいしかない臓器のくせに、基礎代謝量（生きるために最低限必要なエネルギー量、体重60kgの男性で1日あたり約１５００kcal）の4分の1も消費します。だから、血管が詰まって血液が流れなくなったり（脳塞栓《そくせん》）、血管が破れて血液が洩れたり（脳出血）すると、そこから先の神経細胞はエネルギー補給が断たれて、死んでしまいます。卒倒するような大きな脳卒中（脳塞栓と脳出血を合わせた呼称）でなくても、小さなもの、短時間のものは、気づかないうちに何度も起きていて、そうした小損傷が蓄積してある限度を超えると、症状が表れてくるのでしょう。脳の部位ごとに、血管の詰まりやすさ破れやすさに多少の違いはあるにせよ、まあ、どこに起きるかわかりませんから、そうした損傷の起きた部位しだいで、さまざまな障害が表れます。損傷が認知機能の担当部位に起これば、認知障害が表れることになります。

障害は損傷の起きた場所しだいですから、この病気の特徴は、症状の多様性とそれぞれの損傷がさほど大きくないことによる小症状の集合（いわゆる「まだらぼけ」）です。しかし、ある個所で損傷が限度を超えたときには、他の個所も限度寸前のはずですから、病状は徐々に進行していきます。

とはいえ、この病気は予防や進行防止が望めます。塩のとり過ぎをやめて血圧を下げれば、脳出血のリスクは下がりますし、動物性脂肪のとり過ぎを改めてコレステロールを下げれば、脳塞栓のリスクは下がります。そうしたキャンペーンが功を奏して、近年脳血管性認知症の発症率はどんどん下がりました。いっぽう、脳血管性認知症の発症率が下がったぶん、相対的にアルツハイマー病の率は上がりました［※5］。それがこの節の最初にのべた「様変わり」の理由です。今後もその傾向は続くでしょう。

この病気の対処法は、早目に異変に気づき、原因となっている高血圧や高脂血症への対策をとることと、リハビリによる機能代替（「神経の再生」P.57参照）を図ることです。原因が抑えられていれば、リハビリの効果はアルツハイマー病より大きいはずです。

レビー小体型認知症

1912年、ドイツの神経内科医フリードリヒ・ハインリヒ・レビー（1885−1950）は、ある種の神経病患者の脳に特徴的な沈着物を見つけて報告しました［※6］。その沈着物は、後にパーキンソン病［※7］患者の中脳に多く見られることがわかり、発見者に敬意を表して「レビー小体」とよばれるようになりました。

その後、特徴的な幻視を訴える精神病患者の視覚野にも、同じような沈着が見られることがわかり、それをレビー小体型認知症とよぶようになります。障害が視覚野に限られている間は、他の脳機能、たとえば記憶や思考には異常が見られません。しかし、この幻視

※5 コレステロール抑制で心筋梗塞の発症率が下がって寿命が延びれば、それもアルツハイマー病の増加圧力になる。これらの関係を考えずに、ただ抗コレステロール剤の服用とアルツハイマー病発症だけを統計的に比較すれば、両者に相関関係が表れる。これを取り上げて、「抗コレステロール剤はアルツハイマー病を引き起こす」と議論する人がある。しかし、本書の賢明な読者は、相関関係は因果関係を示すものではないことを、先刻ご存じのはず(P.125※1参照)。

※6 レビーはベルリン生れのユダヤ人で、ミュンヘン大学のエミール・クレペリン(1856-1926)の研究室に在勤中、ナチスの台頭を現場で目の当たりにし、1933年米国に逃れた。米国に移住後はフレデリック・ヘンリー・ルーウィと改名。クレペリン研での同僚には、かのアロイス・アルツハイマーをはじめ、海綿状脳症の発見者ハンス・クロイツフェルト(1885-1964)、アルフォンス・ヤコプ(1884-1931)らがいる。なお、斎藤茂吉(1882-1953)も同時期にミュンヘンに留学しており、クレペリンにアピールしようとして拒絶され「われ専門に入りてよりこの老学者に憧憬《しょうけい》持ちしことがありにき」と歌に詠んで生涯恨んだ(第一次大戦で日本とドイツは敵同士だったからね)。

※7 パーキンソン病は、英国の外科医・社会運動家ジェームズ・パーキンソン(1755-1824)が定義した脳疾患で、歩行や物をつかむなどの運動を始めようとするとき、あるいは終えようとするとき、激しくふるえたりして思う通りに動かせないなどの運動障害を特徴とする。自発運動が障害されるが、反射運動は正常で、障害物は機敏に避ける。60歳以上の男性に多く表れる(レビー小体型認知症も男性に多い。アルツハイマー病は若干女性に多い)。前かがみで首を前に突き出した立ち姿勢や小刻みな歩き方で、町で見かければすぐにそれとわかる。生活に不自由はあるものの、発病初期には認知機能の障害は少ない(だから町にも出かけられる)。

はとてもはっきりしていることがあり、こんなにはっきり見えるのに「ここでそんなものが見えるはずはない」ということもわかるので、患者はとても悩みます。

テレビのバラエティ番組で、タレントが「私は霊感が強くて、何度も天使を見たことがある」などと語っていることがあります。「きっと台本にそう書いてあるんだろう」とは思いながらも、あまりに力説していると「それは霊感じゃなくて認知症だぜ」と心配になります。パーキンソン病もレビー小体型認知症も、病気が進行すると、他の脳領域が担う機能にも障害が広がってきます。

レビー小体は、α-シヌクレインというタンパク質の凝集塊です。アルツハイマー病のAPPと同じように、このα-シヌクレインも、本来の機能が何なのか、よくわかっていません。こちらも脳全体に広く分布するものなので、何か重要な役割を持っていそうで、うかつにやっつけることはできません。軸索の終末に多いことと、構造の一部に細胞膜と結合できる部分があることから、伝達物質の放出のしくみと関連があるのではないかといわれていますが、まだよくわかりません。

また、レビー小体の出現が病気と関連しているのは確かにしても、病気の原因かどうかはわかっていません。もし病気の結果であったなら、かりにα-シヌクレインの凝集を抑えることができた（凝集にはリン酸化が必要なので、リン酸化酵素を抑える方法が模索されてはいます）としても、治療にはつながらないでしょうから。

パーキンソン病には、ドーパ（L-DOPA: L-DeOxyPhenylAlanine）という「特効薬」があります。中脳の黒質という部位のニューロンに脱落があるので、損傷が起きた原因はわからないにしても、まだ生き残っている黒質ニューロンに、その伝達物質であるドーパミンの原料を補給してがんばってもらおう、という治療法です。効くときには劇的に効きます。しかし、ニューロンが脱落していく原因を止めたわけではありませんから、やがて症状が再発してしまいます。この経過を、ベニー・マーシャル監督の名作『レナードの朝』（１９９０年公開）で、ロバート・デ・ニーロが迫真の演技で活写しています。「果たしてこの治療に意味があったんだろうか」と悩む医師役のロビン・ウィリアムスも好演です（意味あります！　悩まないで！）。

しかし、パーキンソン病とレビー小体型認知症とは、同じシヌクレイン代謝異常を伴う脳疾患とはいっても、異常を起こしている細胞が違うので、この認知症にドーパはまず効きません（パーキンソン病を併発している場合は、そちらに効く可能性はあります）。結局、アルツハイマー病と同様の治療法が適用されています。

その他の認知症

ピック病という病気が、認知症のうち数%を占めます。前頭葉の底面（眼窩前頭皮質。眉毛の奥あたり）と側頭葉の委縮があるので、前頭側頭型認知症とも呼ばれます。委縮部にピック球［※8］という異常沈着物が見られます。その主成分はアルツハイマー病の原繊維変化の主成分と同じタウタンパク質で、これも病気の原因というより結果かもしれません。目下のところ、原因は不明です。この認知症に特徴的な症状は性格の変化で、あんなに几帳面だった人が気の向くままの行動を始めて万引きで捕まったり、面倒くさがって家をゴミ屋敷にしたり、毎日同じことを繰り返したり、同じものを食べ続けたりします。受診も投げやりになることが多く、記憶テストの成績は下がって記憶障害と診断されがちですが、実は記銘力の低下は少ないようです。海馬が比較的無傷だからでしょう。

嗜銀《しぎん》顆粒性認知症という病気は、銀染色という組織染色法で染まるコンマ型の沈着物（老人斑も原繊維変化もレビー小体もピック球も、みな銀染色で見つけますから、これだけを「嗜銀性」と呼ぶのは変なのですが）が、海馬や扁桃体に見られます。この沈着物の主成分もタウタンパク質です。

記銘力の低下と同時に、自己中心的で何かにつけてすぐ怒る、一日一度は怒らないと機嫌が悪い、いつもと違うことをするのが怖くなって同じことしかしなくなる、などの性格変化が表れます。これは扁桃体の変調を反映しているのかもしれません。

こうして認知症を列挙していくと、いかにも多くの種類の危険が、鋭い爪をとぎながら自分をねらっているようで、恐怖に襲われるかもしれません。しかし、ニューロンの変性・脱落がどこに起きるかしだいで脳の機能局在に応じた症状の違いが表れただけであって、実はそれほど多種類ではないのかもしれません。などといっても、恐怖は去らないでしょうけれど。

※8　ピックも人名で、チェコの精神科医アルノルト・ピック（1851−1924）が1891年に失語症患者の側頭葉（言語野の一つ）に関連してこの沈着物を報告した。これをピック球と名づけたのは、アロイス・アルツハイマーで、そこからピック病の名も起った。厳密にいうと、「前頭側頭型認知症」は、ピック病より広い概念で、ピック球が認められない場合も含む。このことが、ピック球は原因より結果ではないかという議論の根拠になる。

認知症予防法

こうした現代人の認知症恐怖を反映して、認知症の予防や進行防止を謳《うた》った「脳サプリ」や「脳トレ」が、いろいろ出ています。薬局の棚を見てください、毎月のように脳サプリの新製品が出ています。次から次に出るということ自体、それぞれがドンナモンデスカネという証拠なのですが、人々は次から次へ飛びつく、らしいです。宣伝キャッチも「○○エキスには××ポリフェノールが含まれていて、脳の老化を防ぐ」と煽《あお》ります。ポリフェノールとは何のことか、通じているかどうか、はなはだ心もとないのですが[※9]、このキャッチの前段は嘘ではないかもしれません、ポリフェノールを全く含まない食品の方がまれですから。しかし、後段は「限りなく混迷に近いグレー」です。「東大卒の△△先生が…」などというキャッチがなぜ効くのか不思議です。東大卒なんて、私も含めて、アホばっかかなんですけどね。△△先生、ホントに効くならCMに出るより論文書いてください[※10]。

脳トレに関しては、たくさんの検証論文が出ています。「じゃあ、科学的に有効性が実証されてるんだ」と早合点してはいけません。ほとんどが「検証の結果、無効だった」という論文です。○マス計算を毎日やれば、たしかにマスマス計算は上手になります。しかし、他の能力には波及しないのです。数字の復誦や逆順復誦を毎日やれば、たしかに数字の復誦は上手になります。その結果、数字の復誦を含む認知症テストの成績は上がります。

※9　私の同僚である近藤滋教授（1959－）は、この種のキャッチコピーを、シャンプーのCMから「ジンクピリチオン効果」と名づけた。何だかワケがわからない専門語ほど効果が高い。その点では、ポリフェノールはちょっと弱い。昔、塩化リゾチーム配合風邪薬のCMで、榊原郁恵が「エンカが効くー」と演歌調で歌ったが、これだと「エンカが効くなら、塩化ナトリウムでもいいのか」と突っ込まれて、ジンクピリチオン効果はさらに弱い。「宇宙際タイヒミュラー理論」なら最強かも。

※10　そういうと、「学者は二言目には論文というが、論文なんか信用できない、○○細胞の論文だって嘘だったじゃないか、論文より私の体が実証しているっ！」と開き直るタレントが出てきたりする。それがまたウケたりする。私も、家人から「○○って記憶にいいそうよ」と奨められたりする。あのねえ。「学者＝うさんくさい人」というイメージをつくってしまった責任の一端は、学者にある。批判は甘んじて受けなくてはならない。しかし、論文を発表するには、多くの例数での検証が必要で、有効性を偶然の結果と識別する統計比較や、いくつもの別の解釈の可能性を打ち消す実験などなどの手続きを踏み、そのうえ底意地の悪い査読者からのほとんど揚げ足取りともいえる批判をすべて論破できて、はじめて可能になる。あなたの体に効いたのはご同慶だが、あなただけでなく、私の体にも、彼女の体にも効かなくちゃならないのだから、1例ではダメなのだ。

しかし、それはその技術だけの話で、認知症の治療や予防にはならないのです。それが多くの論文の一致した結論です。

では、科学的に有効性が実証された方法はないのでしょうか。

いいえ、あります。それは運動です。というか、効果が実証されている方法は、今のところこれだけです。有効だった運動の内容は論文によってまちまちですが、要するにやや強めの有酸素運動です。ラクチンな散歩やゲートボールより（それもやらないよりやった方がずっといいですが）、少々呼吸と鼓動が上がるくらいの速歩や水泳。なぜ有効なのかの理由も解明が進んでいて、ＢＤＮＦ（P.１６９参照）の生合成・分泌の促進と、それによるシナプスの維持・新生が主たる理由です。神経細胞の増殖促進と書いた文献もありますが、それはどうだか。認知症が進行してからでは、そもそも運動を始める気になりませんから、変だなと思う前か、思い始めたらすぐに始めましょう。◯マス計算に励む時間があったら、プールで泳ぎましょう。最近は、どこの市町村にも、温水プールがあります。サウナが併設されていたり、シニア優待制度のあるところもありますし。

つむじまがりのコラム 10

三位一体

ドグマの件を、もう踏み込んで考えて見よう。キリスト教のドグマとは、教義一般のことではなく、三位一体《トリニティ》の教理のことである。「父なる神と子なるイエスと聖霊は、唯一である神の三つの位格（表われ方）であって、別々のものではない」とする。ここで「聖霊」とは、神の意志を実現する原動力あるいはエネルギーのことで、「愛」であり「力」であり、いうなれば仏教の「慈悲」、儒教の「恕」、道教の「気」のような存在である（個人の見解です）。

さて、分子生物学の教科書での解説には、クリックが「DNA・RNA・タンパク質を、同じ情報の三つの姿という意味で、三位一体になぞらえた」と書かれていることが多い。しかし、それだと「父と子と聖霊」に馴染まない。父と子は人の似姿をとるが、聖霊はそのような姿をとらないからだ（絵画では光線や鳥などで象徴する）。聖霊の位格にかなうものは、DNA・RNAの担う情報をタンパク質に実現するエネルギーであるべきで、それならATPだろう。だから「三位一体」をいうなら「DNAとRNAとATP」、ATPだって物質ではないかといわれるなら、「DNAとRNAと高エネルギーリン酸結合」だと私は思うのだが、いかがか。

02 ストレスと記憶障害

PTSD

戦場で苛烈・過酷な経験や、事故で恐怖・驚愕の体験をすると、それが深い心の傷《トラウマ》となって、突然思い出してパニックに陥ったり、悪夢にうなされて眠れなくなったり、同じ状況にはまる恐怖で外出できなくなったりすることがあります。心的《しんてき》外傷後ストレス障害(PTSD: Post-Traumatic Stress Disorder)といいます。マイケル・チミノ監督が『ディア・ハンター』で、ベトナム帰還兵たちの過酷な体験とPTSDを描いてアカデミー賞を受賞しました(1978年公開)。ショッキングな映画で、血と脂汁が臭うようなロシアン・ルーレットのシーンの恐怖から、私はその後しばらく映画というものを見られなくなりました(その後、同年公開のハッピー作品『天国から来たチャンピオン』を見て治りましたが）。ＰＴＳＤは、記憶が強過ぎて忘れられない「忘却障害」といわれることもあります。

ＰＴＳＤに苦しんだ方が亡くなったあと、脳を調べても、アルツハイマー病のような明らかな異常はなかなか見つかりません［※１］。器質的には正常な（機械にたとえていえば、装置には故障のない）脳が、機能的に異常をきたしている（機械でいえば誤作動している）状態だと思われます。ヘッブの原理を、パチンコ台で説明したとき、同じ入力刺激が入ればパチンコ玉は同じ道に吸い込まれて同じ穴に落ちて、同じ出力を返す、それが記憶だといいました（「ヘッブの仮説あるいは回路説」Ｐ.１３２参照）。が、床にテニスボールがストンと落ちた音（入力）で、戦場でズドンと爆発音を聞いたときの反応を起こしてしまう（異常出力）、バスが駅に近づいた（入力）だけで、電車が尼崎駅手前のカーブを曲がり切れずに脱線したときの地獄図を

※１　海馬に委縮があるとする報告もあるが、ないとする報告もある。あるとする場合もＰＴＳＤに陥ってからの時間によるので、ＰＴＳＤを生じた原因というより、結果である可能性が高い。しかし、原因側に近いより早い時期での器質的変化が、今後見つかる可能性はある。とくに、脳領域レベル・細胞レベルよりミクロなレベル、たとえばシナプスレベル、あるいはＢＤＮＦやその受容体などの分子レベルに検討を進めれば、異常がみつかる可能性は十分にある。

図１：ＰＴＳＤ

恐怖体験によって、無害な刺激にも過剰応答し、恐怖が再生する。

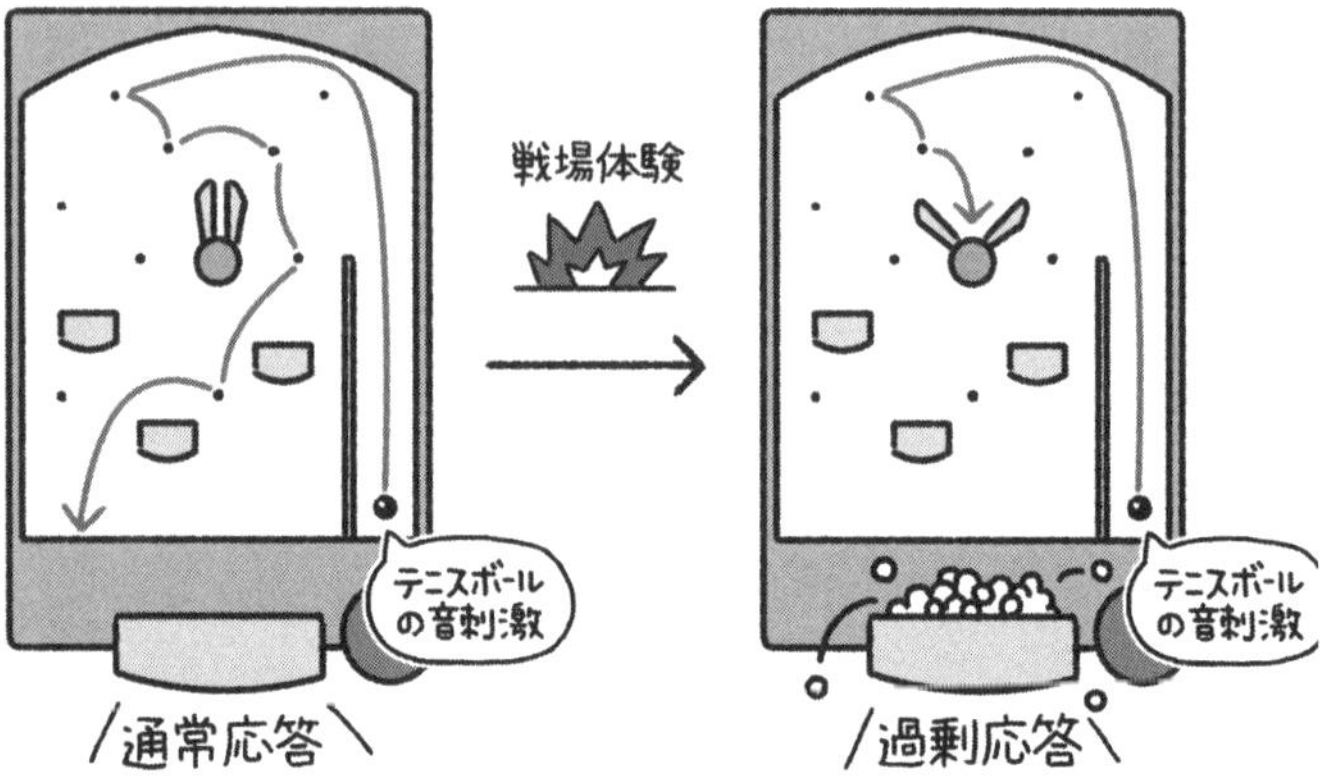

思い出してしまう（異常出力）、そういう状況だといえます［挿図１］。『釘《くぎ》師《し》サブやん』は、パチンコ台の何本かの釘の傾きをほんの少し変えるだけで玉の道筋を変え、同じ穴に導くことも別の穴に導くことも自在にできました。ですから、ＰＴＳＤは、恐怖を忘れられない忘却異常というより、打ったパチンコ玉がみな同じ穴に入るようになってしまった記憶障害なのです。

　そもそも「忘れる」とはどういうことでしょう。アルツハイマー病や脳血管性認知症の場合のように、神経細胞が死んでしまって記憶が失われることもないわけではありませんが、認知症ではない人がいったん長期記憶に固定した記憶は、そう簡単に失われることはありません。多くの忘却は、単に想起するのに適当な手がかり刺激を入れられないために想起できないか（度忘れ。その証拠に、用が済んだころにふと思い出します。思い出すということは消えていないということです）、別の記憶で上書きしてしまったかです。

だったら、ＰＴＳＤは積極的に記憶の上書きをしてやれば治せるということになります。サブやんに再登場をお願いし、同じところに転がって来た玉を、別の穴（「この音はテニスボールであって、爆弾じゃない」、「ＪＲ福知山線は安全で、ユニバーサル・スタジオ・ジャパンに行ける楽しい電車だ」）に導いてもらえばよいわけです。それが「行動療法」です。記憶には、想起したときに一時的に不安定になる（書き換えが可能になる）性質があります。ですから、行動療法のカギは、できるだけ当時の状況に近づけて（つまり、同じ環境条件に置いて、いいかえるとパチンコ玉を同じところにもってきて）、結論をひっくり返すことです。自宅や診察室で「福知山線は安全、安全」と唱えたのでは、あまり効果がありません。玉が全然違うところにあるからです。

いったん固定された記憶が、想起時に再不安定化することは、細胞レベルでのどんな性質に対応するのかはわかっていません。シナプス強化のＬＴＰとシナプス弱化のＬＴＤが、カルシウムイオン濃度上昇の規模の微妙な差で逆転することと関係する可能性がありますその回路が今まさに使われているとき、そこをＬＴＤで弱化する？）。あるいは、異シナプス性ＬＴＰ（ある回路の活動中に、近隣のシナプスを同時に刺激すると、単独ではLTPを起こさないような弱い刺激でもLTPが成立する現象）によって回路の乗り換えが起きやすくなるのかもしれません。また、2-アラキドノイルグリセロール（2AG）という神経伝達物質を介して抑制性伝達の抑制が起きている可能性も指摘されています［※2］。もしそうなら、行動療法は、NMDA型グルタミン酸受容体の強化剤（グリシンなど）か、グルタミン酸再取り込みの阻害剤（TBOAなど）と併用すると［※3］、より効果的かもしれません。報酬による強化も有効でしょう。そういえば、取調室では、刑事が「よーく思い出してみろ、ほら、そこでお前は彼女と目が合った！」と、似た心理状況をつくり出した上で、「そこでお前はナイフを振り上げたんだっ！」とニセ記憶に落とし込み、その上「思い出すのは辛かったろう、カツ丼食え」と報酬を与えます。ニセ記憶を植えつけて冤罪を生むには、もう完璧じゃないですか。

近年、眼球運動脱感作再処理法（EMDR: Eye Movement Desensitization and Reprocessing）という、恐怖体験を思い出しながら、腕を左右に振る施術者の指先を、頭を動かさずに目だけで追うというトレーニングが、PTSDの臨床場面で注目されています。従来のPTSD治療法のうち、有効性が統計的に有意と確認されていたのは行動療法と抗うつ剤で、EMDRは「おまじない」視されていたのですが、最近EMDRにも有効性が認められて、英国や豪州では治療の選択肢に加えられました。まだ根拠がわからないので、半信半疑の精神科医も少なくないのですが、医学の歴史上、理論が先にあって開発された薬や治療法より、治療が先で理論が後というものの方が多いくらいなので、今後理論づけがなされることが期待されます［※4］。記憶を上書きするというより、恐怖記憶を時空間的に整理して「ふつうの記憶」の一つにすることによって、混乱してパニックに陥るのを防ぐというトレーニングのようにも思われます。

余談ですが、１９９５年1月の阪神淡路大震災は、私が東京の企業研究所から大阪の大学に転職した直後のできごとで、そのころ東京は大地震が近いと警告されていたのに比べ

※2　2AGはふつうの伝達物質と違って、活動したポスト細胞がプレ細胞に向って送る信号で、逆行性伝達物質と呼ばれる。この種の信号物質には、一酸化窒素、オピオイド（内在性麻薬様ペプチド）などが挙げられる。

※3　伝達物質グルタミン酸は、伝達の用が済んだら、周囲のアストログリアにすばやく取り込まれて無効化するから、それを抑えれば効果が強まる。

※4　Jinhee Baek et al (2019) Nature 566:339-343. によれば、視覚の側経路である中脳から背内側視床に至る経路が、扁桃体を抑制することによる、としている。しかし、この説だと、左右交互の意味や、左右交互刺激は視覚以外（たとえば音や膝たたき）でも有効なことを説明できない。

て、大阪は安全のように思われていましたから、文字通りの衝撃でした。当時私は、学科長として、学生の安否確認に走り回りました。電話など通じません（ケータイ王朝以前のことです）から、届け出住所を一つ一つ自転車で訪ねてみるしかありません。そのうえ直後に迫る入学試験の会場をどうするか、パソコンに入れていたデータが消えてしまった大学院生の学位審査をどうするか、全部落ちて首が折れてしまった実習室の顕微鏡をどうするか、研究室の実験機器をどうするか、冷媒ガスが抜けてしまった低温室をどうするか、尽きることなく続く難問の嵐は、まさに悪夢でした。しかし、あのとき、やらなくてはならないことがたくさんあったことこそが、むしろ私の中で震災を「ふつうの記憶」の一つに整理してくれたのかもしれません。

ストレス障害

PTSDは、臨床上は原因と考えられる体験から1か月以上、日常生活に支障をきたす状況が続いたときにそう診断されます。1か月未満で寛解に向うようなら、「急性ストレス障害（ASD: Acute Stress Disorder）」という別の名がつきます。名前が変わるだけで、症状が軽いわけではありません。

外敵の接近や侵害刺激（体が傷つく可能性のある刺激）を感知した動物は、いくつものルートを使って対応を図ります。そのメイン経路が交感神経系とHPA軸（Hypothalamic-Pituitary-Adrenal axis: 視床下部－下垂体－副腎中心経路）です。

危機情報を受けとった脳は、まず間脳の視床下部が交感神経系を起動し、交感神経末端からノルアドレナリン（伝達物質）を、副腎髄質からアドレナリン（ホルモン）を分泌させ、全身に防御態勢をとらせます。心拍を速めかつ強めて（ドキドキする）筋活動を準備するいっぽう、末梢血管を閉じて出血に備えます（青ざめる）。血流増加による体温上昇は発汗で抑えます（手に汗を握る）。消化器官の運動は当面抑える（メシなど食ってる場合じゃない）。体毛を立てて自分を大きく見せる（体毛がたりないヒトは鳥肌が立つだけですが）、などなど、全身で脅威に備え、戦うか逃げるかどちらかを選びます（「メーキング・オブ・末梢神経」P.48－参照）。

つづいて脳は、視床下部の室傍核からホルモンCRHを分泌させ、CRHは脳下垂体前葉からホルモンACTHを分泌させ、ACTHは副腎皮質からホルモンGCを分泌させます。GCは全身にストレス防御反応を促すとともに、脳に戻ってCRHの分泌を止めます

図2：ストレス応答

A：交感神経系による応答。延髄から発した指令は脊髄各部の中間質ニューロンを介して、交感神経からNA（ノルアドレナリン）、副腎髄質からAd（アドレナリン）を分泌させる。NAとAdにより全身が危機に備える。B：HPA軸による応答。視床下部からCRHが分泌され、脳下垂体からACTHが分泌され、副腎皮質からGCが分泌される。GCは全身でストレスへの対応を促すが、ストレスが一過的であればGCは視床下部からのCRH分泌を抑制し、ストレス応答は解かれる。

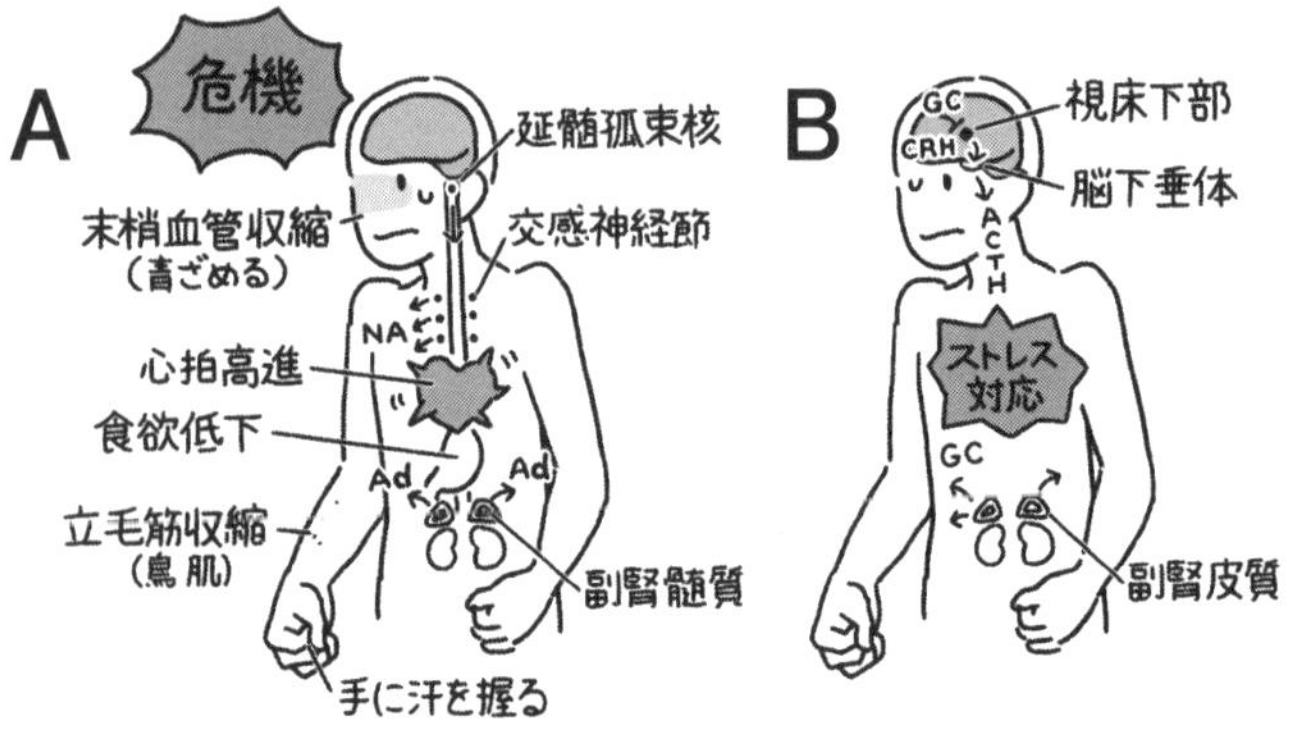

（CRHもACTHもGCも、実在する物質名の略称ですが、ここではただの記号だと思ってください［挿図2］）。軽微なストレスなら、この交感神経活動とHPA軸の一巡で対処できるはずです。同時に、脳は行動レベルでもストレス対応を図ります。怖い思いをしたら、しばらくそこに行かないというのは有効な危険回避法で、動物として正しい、つまり個体と種の生存に有利な選択です。で、ほとぼりが冷めたら、またそろそろ行き始める。これも正しい選択です。

しかし、対処しきれないとどうなるでしょうか。交感神経系は活性化しつづけ、食欲は下がったまま筋緊張が続き、全身が疲労します。ＨＰＡ軸は自己終息できず、ＣＲＨは出つづけ、ＡＣＴＨは出つづけ、ＧＣは出つづけます。行動上も、巣から出て行かなければ（引きこもれば）エサは摂れません。そうなると、脳を含めて体はさまざまな変調をきたし始めます。たとえば、海馬のニューロンはＧＣへの感受性が高いため［※5］、記憶に影響が出始めます。ＬＴＰは起きにくくなります。記憶に基づく行動・判断にも、影響が出始めます。さらにＧＣに長期間さらされ続けた海馬ニューロンは、細胞死を起こし、これが記憶障害に追い打ちをかけます。

心理学での通説では、ストレスは記憶に対して相反的な影響を及ぼす、とされています。短期記憶は弱まり、長期記憶は強まるというのです。しかし、これは恐怖体験を忘れられないというＡＳＤやＰＴＳＤの症状、つまり結果を、原因側に読み替えているように、私には思えます。菊田一夫は『君の名は』（１９５２‐５４年放映）で「忘却とは忘れ去ることな

※5　海馬はＨＰＡ軸に抑制をかける、ＨＰＡ回路の自動的終息のしくみの一部になっている。それに対して扁桃体は、ＨＰＡ回路を継続させる働きをする。したがって、持続するストレスによって海馬機能が低下したり、視床下部のＧＡＢＡ受容体数が減少すると、扁桃体機能が優位になって、ますますＨＰＡ回路が継続することになる。つまり自励的過程（P.67参照）が回り始める。

り」といいましたが、神経科学者は「忘却とは、記憶を上書きすることとなり」と考えます。その見方によれば、恐怖記憶を忘れられないのは、安全記憶に書き換えられないということであって、むしろ、短期記憶と同様に、長期記憶も弱化していると見るべきではないでしょうか。ASDやPTSDの患者では、シナプス形成に重要なBDNFの生合成・分泌が減っている、という報告もあります。

そこで、私たちは、記憶の固定過程のガラス器再現だと提唱しているRISEに、ストレスがどう影響するかを調べました。もちろん培養脳切片に恐怖体験をさせることはできませんから（雑菌を混入させれば、培養へのストレスになるだろうって？　それは実験者へのストレスです）、HPA軸で働いているストレスホルモンGCを与えます。ただし、さっきお話ししたように、GCがLTPを抑えるのは既知のことですから、LTPの繰り返しで起こるRISEがGCで抑えられても当たり前の話で、何も主張できません。ですからLTPはちゃんと繰り返し起こして、その後にGCを与えることにします。すると、予測通りRISEが起きなくなりました。顕微鏡でシナプスの出入りをみていると、例の「ゆらぎの増大」のところ（「RISEとゆらぎ」P.167参照）が、抑えられていました。やはり、ストレスは記憶に対して「短期と長期に相反的な影響を及ぼす」のではなく、「一元的に低下させる」と考えるべきでしょう［※6］。

幼若期過剰ストレス

最近、母親が自ら産んだ子を育児放棄したとか、再婚した妻の連れ子を継父が虐待したとか、悲惨なニュースが頻繁に聞かれます。気の滅入ることこの上ありません。明治期に日本を訪ねた欧米人は、口を揃えて「この国ほど子どもを大事にする国はない」と、むしろ甘やかし過ぎだといったくらいですのに。

脳が発達する途上にある乳幼児に対するストレスは、脳成熟後の成人に対するストレスとは、また違った影響を及ぼす可能性があります。それは、ストレスを受けたその時の障害ばかりでなく、幸いそれが去ったとしても、その子が成長した後で行動や精神に障害を示す、いわゆる「後遺症」を残す可能性です。ハーバード大学のマーチン・タイチャー博

※6　だからＲ－ＳＥは記憶固定のガラス器内再現ではないのだと、返り討ちにあう可能性も覚悟しなくてはならない。

士の米国での研究によれば、幼児期に虐待を受けて育った成人は、側頭葉てんかんに苦しむ率が有意に高く、気分障害（うつ病）、統合失調症（分裂病）の発症率も高いそうです。また、社会性の発達が遅れ、衝動的な犯罪に走ったり、薬物依存に陥る率の高いことが、統計上見てとれるとのことです［※7］。

1990年ころまでは、易犯性《いはん》（犯罪の起こしやすさ）や薬物依存傾向は、心理的なもの、あるいは教育機会の欠失による社会的なもので、成長後でも適切なメンタル・ケアと再教育を行えば、矯正可能だと考えられていました。しかし、MRIやPET技術が発展して、虐待被害者の脳を画像化できるようになると、いくつもの器質的異常（マシンとしての脳の故障）が見つかるようになりました。

たとえば扁桃体や海馬が、平均より小さい傾向があるようです。脳梁（大脳の右半球と左半球と結ぶ軸索の束）が小さかったり、小脳の縮小が見つかる場合もあります。そして、長期的追跡によれば、これらは一度発達した後に委縮したのではなく、最初からじゅうぶんに発達できなかったと見られます。もちろん、この本で何度も指摘したように、統計的な相関関係は直ちに因果関係を意味しはしません。真の原因は別にあって（たとえば貧困とか栄養不足とか）、脳の器質的異常と易犯性に因果関係はなく、真の原因の二つの結果かもしれません。

しかし、扁桃体の委縮は恐怖の低下につながり、易犯性の増大と符合します。海馬の委縮は、記憶形成の低下と過去の経験を参照した行動規制の低下を説明できます。脳梁の委縮は、左半球の言語による右半球の情緒的活動への制御の低下を示唆します。

もちろん性急な結論は避けるべきで、今後より条件を吟味した分析が必要です。がんや感染症ならば、動物実験による因果関係の解析もしやすいのですが、行動や心理現象については、ヒト独自のことなので、なかなか動物実験による解析ができません。そうした中で、注目すべき実験結果として、生後すぐに毎日一定時間母親から隔離する（母子分離という）などのストレスを乳児期に受けたラットは、成長後にてんかんを起こしやすいという知見があります。これは上に説明したヒトでの症状と符合します。そして、このときGABA受容体が減って抑制性伝達が低下していることが確認されています［※８］。抑制の低下

※７　Teicher MH (2002) Scars that won't heal: The neurobiology of child abuse. Sci Am 286:68-75. 別冊日経サイエンス１５４『脳から見た心の世界 part2』所載。

※８　Caldji C et al (2000) The effects of early rearing environment on the development of GABAA and central benzodiazepine receptor levels and novelty-induced fearfulness in the rat. Neuropsychopharmacology 22:219-229. など。

は、てんかん以外の行動異常にも当てはまる可能性があります。

もしも幼児虐待の後遺症の原因が、脳の器質的変化にあるならば、状況は絶望的なのではなく、その反対です。がんや感染症と同様に、何らかの方法で治療できるかもしれない、ということになるからです。症状の記載から一歩進めて細胞レベルで検討し、治療法や予防法にアイデアをえるには、実験モデル系が必要です。またまた我田引水になって恐縮ですが、脳切片培養を始めて安定するまでの約2週間は、発達中の幼若期脳と似た状態と見なせます。そこで、培養初期にGCを短期間投与し、培養を続けて通常なら成熟する時期にLTPやRISEにどのような異変が起きているかを解析することで、後遺症（神経回路の発達不全）発生のしくみの解析や、対処法の検討に役立てられるのではないか、と期待できます。たとえば、発達が遅れるだけなのか、それとも臨界期（P.170参照）のようにある時期を過ぎるともはや不可逆的なのかは、治療場面で重大な差ですから、培養脳切片を使って、こうした実験をぜひ進めてほしいものです（「資金さえあればやるよ」という方もあるので、どなたか資金を出していただけませんか）。

つむじまがりのコラム 11

脳波

ヒトの場合は頭皮上に、動物の場合は頭蓋骨を外していいので脳表に直接に、多数の電極を貼りつけて、不関《ふかん》電極（活動のない場所、たとえば耳たぶ、につける電極）との電位差を測定すると、電極直下のニューロン群の活動に応じて、刻々変動する記録がとれる。電極直下の地点Aでニューロンが興奮すると、興奮とはNaイオンがニューロン内に流れ込むことだから、そのとき地点Aは周囲に対してマイナスの電位になる。というか、マイナスになるからこそ、電流がそこに向かって流れ込めるわけだ。逆に、よその部分が活動していれば、地点Aは電流の供給源になるわけで、プラスの電位を示す。というわけで、記録を見ればそこの活動がわかる（活動をプラスに表現した方が馴染みがよいのか、反転して表示するのが通例。変なの）。

と、ここまでは胸を張って理屈をこねられるが、そこから先はトーンが下がる。じゃあ、この記録の大きな山は何なの？　山のてっぺんに重なった速い谷は何なの？　この周期的振動は何なの？　ごめんなさい、わかりません。

解釈を難しくする原因の一つは、信号の発生源が1個のニューロンではなく、多数のニューロンの集団であることだ。仮に活動するニューロンが少数でも、揃って活動すれば大きな信号になるし、多数が盛んに活動していても、それが同期していなければ互いに打ち消し合って、合計の信号は小さくなる。また、興奮性ニューロンの活動も抑制性ニューロンの活動も、活動電位としては同じということも、解釈を難しくする。結果は正反対でも、記録だけからでは区別できない。というわけで、脳波をみて診断を下すのは、結局は経験によることになる。生理学者としてはくやしい。

03 スーパー記憶

サヴァン症候群

キム・ピーク（1951―2009）は、記憶に関する読み物に欠かすことのできないスターです[※1]。彼は驚異的な記憶能力と記憶量の持ち主で、急死した58歳時には、それまでに読んだ約8000冊の本をすべて暗記していました。それだけではありません。何百曲ものクラシック音楽について、楽器別のパートや調性なども含めて、自らピアノを弾き

※1 彼は、バリー・レビンソン監督のアカデミー賞映画『レインマン』（1988年公開）で、ダスティン・ホフマンが演じた主人公レイモンドのモデルといわれる。

図1：キム・ピークとスティーブン・ウィルシャー

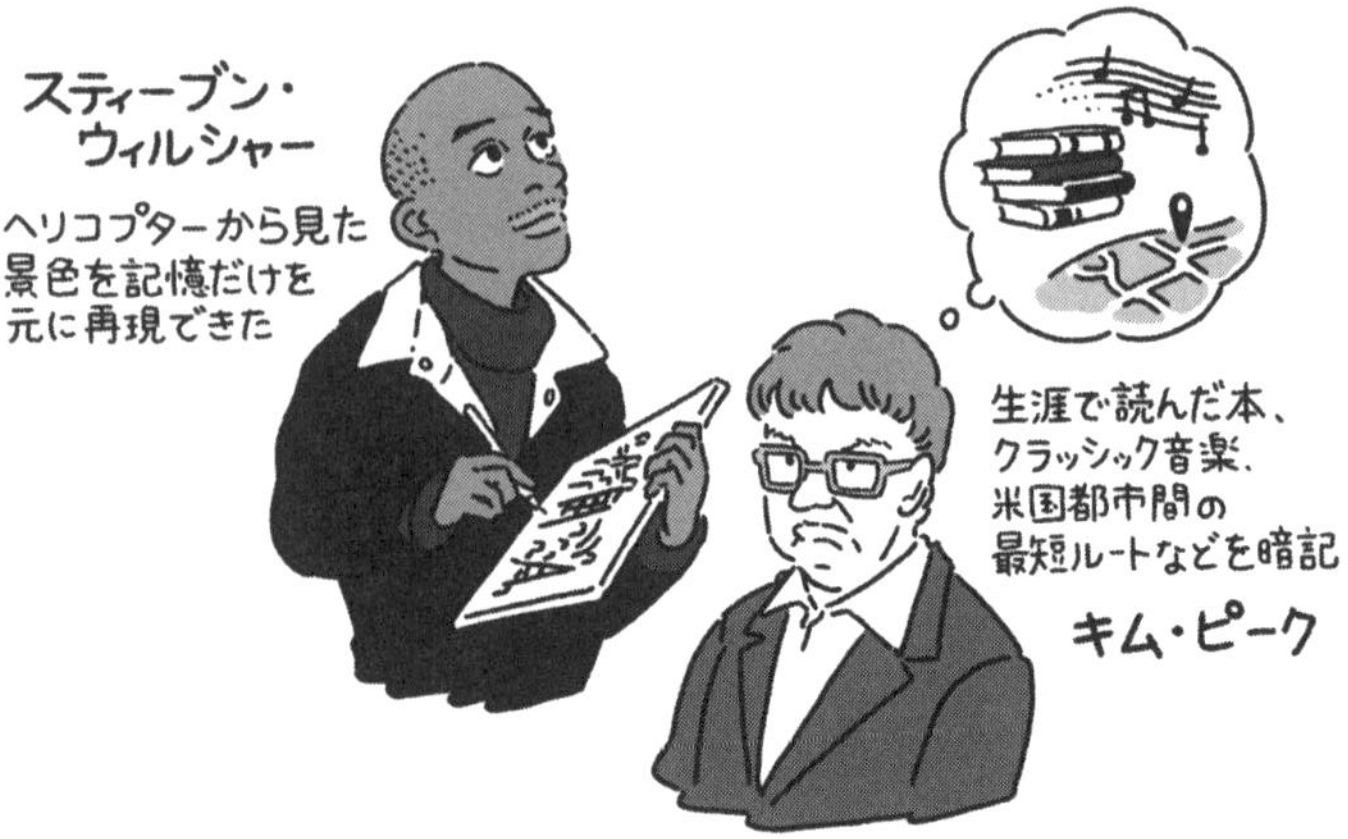
スティーブン・ウィルシャー
ヘリコプターから見た景色を記憶だけを元に再現できた
生涯で読んだ本、クラッシック音楽、米国都市間の最短ルートなどを暗記
キム・ピーク

ながら解説できましたし、米国の都市間の最適な移動方法を尋ねられると、ナビソフトのように立ちどころに案内してくれました［挿図1右］。ですが、彼は自分で服のボタンをかけられませんでしたし、抽象的な思考はほとんどできませんでした。『ロメオとジュリエット』を一字一句誤りなく暗誦できても、二人の最期に涙することはなかったそうです。彼の脳には多くの解剖学的な異常がありました。彼の脳は、統計の上位1％に入るほど大きかったですし、なんと左右の大脳半球を連絡する脳梁がありませんでした。もしかしたら、左右の大脳半球は、本気を出したらものすごいところを、互いに制限し合ってホドホドにとどめてるんじゃないかと思われるほどでし

た（筋肉が本気を出したら骨が折れてしまうのと同じように）。いっぽう、大脳の大きさに比べて小脳は小さく、運動失調はこれが原因だったと考えられます。

スティーブン・ウィルシャー氏（1974－）は、「カメラ・アイ」とあだ名される映像記憶能力を持ち、ヘリコプターでロンドンやローマや東京の上空を数十分飛んだあと、アトリエに帰ってそのパノラマを幅何メートルもの大キャンバスに、記憶だけをもとに数週間かけて細部まで正確に再現しました［挿図2左］。その描画過程は、ユーチューブで見ることができます。5歳から学校に通いましたが、7歳まで自分からは全くしゃべらず、絵を介してしか意思疎通ができない、典型的な自閉症児でした。彼が最初に発した語は、画用紙を取り上げられたときの「紙！」でした。彼は想像で町の情景を描くこともあり、昼間みた町の情景から夜の情景を描いたりもできましたが、抽象画は描けないそうです。

こうした「超能力」の持ち主を、「サヴァン症候群」といいます。記憶能力に限らず、電卓のボタンを押すより速い計算能力とか、十数か国語を自由に話せ、新しい言語も数日で使えるようになる能力とかをもつ人もいます。サヴァン（フランス語で「賢い」の意味）の能力自体は病気ではないので、「症候群」と呼ぶのはおかしいのですが、多くのケースで、何らかの能力が欠損した代償としてある能力が突出したように見えるため、こう呼ばれます。といっても、それは半分いいわけで、真相はこうした状態を示す10人の男児の例（どういう理由か6対1で男子に多い）を最初に報告した英国の医師ジョン・ラングドン・ダウン（1828―1896）が、いささかの偏見をもって、彼らを「イディオ・サヴァン（賢い白痴、差別語ですが歴史の紹介なのでお許しください）」と呼んだ（1887）ことに由来しています。さすがにまずい「イディオ」を外しただけです。

ダウン医師は、これに先立つ1866年、顔貌に共通の特徴がある一連の発達遅滞患者を、「蒙古症、mongolism」と名づけたことでも知られます。彼は、人類は黒人から黄人へ、黄人から白人へと進歩したと考えていて、「英国人の子なのに何らかの原因でモンゴル人［※2］段階にとどまってしまった病気」という意味で、そう名づけたのです。さすがにそれはないだろということで、現在は報告者の名を採って「ダウン症候群」と改名されています（「アルツハイマー病」P.207参照）。しかし、ダウン医師の偏見を、現在の高みから非難するのは容易ですが、時代と世界情勢（ヴィクトリア女王の治世下、地球の半分を支配していた大英帝国）を考えなくてはなりませんし、それを偏見とは感じずに受け入れていた大多数の人々があったことも考えなくてはなりません。私たちも、過去にいろんな偏見に染められていましたし、きっと現在も（将来の人からみれば）そうだろうと思います。

話を記憶に戻します。何をかくそう、私も10代の頃、映像記憶の持ち主でした。ウィルシャーには足元にも及びませんが、教科書を開いてしばらくじっと見ていると、そのページが頭の中に映像として保存されました。それをテスト範囲について行うのが、私の中学時代の「試験勉強」でした。これは暗記科目に関しては大変有利で、問題用紙を受け取ってから、頭の中で教科書や歴史年表を繰っていき、そこに書いてあることを写せばよかったのです。思い出しついでに、映像の右下や左下に視線をずらすと、覚えるつもりなど全くなかったページ番号が読み取れました（ただし「シャッタースピード」は速くなく、1画面につき10分くらいはかかりました。急ぐと「画素が粗く」て、心の目を凝らしても読み取れないぼけた画像にしかなりませんでした）。しかし、この記憶は思考問題になるとむしろ不利で、理解して覚えたわけではありませんから、試験中にもう一度教科書を読み直して考えるわけで、時間もかかりますし、ときには試験の際中にはじめて「へー、そうだったのかー」と知って感心したりしたこと

※2　考えて見ると、「蒙古症」は二重の差別語である。「蒙古」は、漢民族が「モンゴル」（モンゴル語での原義は不詳）を漢字に写すとき、わざと「無知で古くさい」という悪字を当てたのである。日本人が自らを「わ」とよぶのを「倭」つまり「チビ」という字で写したり、北方民族を匈奴（凶悪なやつ）と書いたのと同類である。

もあります。
しかし、だんだん物事を考えるようになるにつれ（私の高校時代は学園紛争、70年安保闘争の時代です）、私の映像記憶能力は失われていき、恋を知るようになるとすっかり失われてしまいました。実は、私と同程度の映像記憶の持ち主は、世の中に結構たくさんいるようです。みな「そんなのズルーイ」と攻撃されるのが嫌なので、カミングアウトしないだけです。私がうっかり自分のことを話すと、「あのね、内緒の話ですが、私もそうでした。でもあなた、それは秘密にしておいた方がいいですよ」と忠告してくれる人に、これまで何人も出会っています。

ここから何が推測されるでしょう。脳の容量は有限だということではないでしょうか。容量を何かにつぎ込めば、代わりに何かを失うように見えます。音楽のサヴァンには、なぜか目の不自由な方が多いです。私の映像記憶能力も「後期中等教育の多様化の是非」や「安保改定」や「あの子」のことを考えなければ、保たれていたかもしれません［※3］。

ピークやウィルシャーは、脳のほとんどすべてを、事項の記憶や映像の記憶に振り向けてしまい、社会性の獲得に振り向けなかった、いいかえると、自閉症を代償にして得たスーパー記憶なのかもしれません。記憶に限ったわけではなく、モーツァルトやアインシュタインなど、芸術や思想、科学やスポーツで「天才」といわれる人たちには、一般的機能を代償にして特定の機能を突出させたようにみえる例は少くありません[※4]。

※3　私は今でも円周率を808ケタまでいえる（808ケタを渦巻状に書いた図を覚えたため）し、東京の地下鉄は、丸ノ内線に乗って高校に通い始めた1967年に池袋駅でもらった時刻表／路線図の映像記憶に頼っている。しかしこれは、今となっては大変不都合で、その後に設けられた多くの新路線が、全然わからない。

※4　かつて、英国BBCがアインシュタインの脳標本をめぐるドキュメンタリーを制作したことがある（『アインシュタインの脳』1993年公開）。主人公は、近畿大学助教授杉元賢治（1947―2006）で、プリンストン大学を訪ねたところ、保管されていたはずのものがない。誰かに持ち出されてそのまま行方不明になっていた。「さあ、大変」と執念を燃やして捜索し、ついにカンザスシティで実物に出会う、という話だった。『空飛ぶモンティ・パイソン』的な番組で、肝心の「凡人の脳とどう違うのか」の点は描かれていなかったと思う。今、杉元博士の記録（近畿大学教育論集の記事がウェブで読める）を見ると、「グリアが多い」という話が伝聞として載っているが、多いのがアストログリアなのかオリゴデンドログリアなのか、どの程度多いのか、多いのは事実としてそれが天才の原因といえるか、などの科学的記述はない（杉元は電気工学者で、解剖学は素人だから無理もない）。そういえば、東大医学部の標本館に「夏目漱石の脳」があった。あれは何かの研究に使ったんだろうか。（全身にみごとな入れ墨を施した「火消の滝」の皮膚標本もあったが、あれも何かの研究用だろうか）。

つむじまがりのコラム
12

ブレイン・マシン・インターフェース

脳波は理屈がない、経験だといった。しかし、経験をばかにしてはいけない。経験でも例を多数集めて傾向を分析すれば、相当精密なことがいえる。じっさい、昼間タレントの写真を見たときの脳波、ヌードグラビアを見たときの脳波、などなどをとっておき、夜REM睡眠時の脳波をとると「あ、いま誰々のヌードの夢見てる」くらいはバレてしまう。

また、運動野（前頭葉のいちばん後ろ）の活動は、比較的斉一なためもあって、その脳波で義手をかなり正確に操縦することができる。そういうロボット義手は本人から離れていてもよいわけで、東京で念じて福島原発のデブリを取り出せる（ただし、誰が義手を炉内にセットしに行くかが問題）。こうしたBMI（ブレイン・マシン・インターフェイス）の実用化研究は、いま盛んに行われている。脳波で動かすロボット義手とは、まるで『新世紀エヴァンゲリオン』（1995―96年放映）のようだが、エヴァを動かすのは運動野の活動ではなく、A10神経つまり報酬中枢（腹側被蓋野）の活動だった。薬師丸ひろ子が『セーラー服と機関銃』（1981年公開）で、機関銃をぶっぱなして「カイ、カン」と呟いたとき、マックス働いていた神経路だ。これでどうしてエヴァを操縦できるのか、よくわからない。

04 細胞移植は記憶障害の解決策になるか

細胞の再生と回路の再生

２００６年、京都大学の山中伸弥博士が、マウスの皮膚由来の細胞（表皮ではなく、真皮でコラーゲンをつくっている細胞＝繊維芽細胞）に４種類の遺伝子を入れるだけで、あらゆる種類の細胞になれる細胞ができたと報告したとき、学界は半信半疑でした［※1］。私は、ちょうどそのころリンパ腫で阪大病院に入院していたのですが、山中博士のセミナーが隣の棟で催されるという案内掲示を見て、パジャマに点滴ポールを引いて聴きに行こうとしたところ、看護師さんに見つかって止められました。あとできくとＮＨＫが取材にきていたというので、行けば絶対ニュースに出てたのにと、悔しがりました。

このiPS細胞（induced Pluripotent Stem cell. 人工多能性幹細胞）は、近年稀にみる早さでノーベル賞の授賞対象（2012）となり、臨床応用への展開も進んでいます。2014年には、網膜の加齢黄斑変性症の治療に、患者の皮膚由来の繊維芽細胞からつくったiPS細胞を、網膜色素上皮細胞に分化させ、それをシートにして移植が行われました（心配されたがん化や拒絶反応はなく、治療効果としては、移植前に徐々に低下しつつあった視力が維持されたと、報告には書かれていけます）。細胞を効率よく目的の細胞タイプに分化させる方法や、移植に適した三次元の組織の形に成形する技術（3Dプリンターを使うらしいです）などの関連技術の発展とあわせて、移植医療への期待が高まっていることは、報道などでご承知の通りです。

iPS細胞であれ、受精卵由来のES細胞（Embryonic Stem cell: 胚性幹細胞）や従来の他者由来の細胞・組織であれ、故障したマシンを入れ替えて回復を図るという方法は、誰にもわかりやすい治療法です。大量出血したとき、他人の血液を移植して補充する（「輸血」ともいいますね）のは、大昔から行われてきましたし（とはいっても、うまくいくようになったのは、血液型などの周辺知識が蓄積した20世紀以降のことですが）、腎臓移植、肝臓移植も、すでに50年以上の歴史がありますもの。提供者の問題さえクリアできれば、心臓移植だって技術的には実用化しています。

ならば、神経細胞が脱落してしまうアルツハイマー病もレビー小体病も、移植で治療できないかという発想が出てくるのは、当然の流れです。ES細胞やiPS細胞を神経細胞に分化させることは、実は簡単です。神経細胞や神経組織を培養することも、実は他の臓器よりむしろ簡単なくらいです。そのうえ、脳は免疫が（ほとんど）働かない特区（大阪で計画されている「統合型リゾート施設」という名の賭場《とば》みたいな治外法権地）なので、拒絶反応の心配も（あまり）ありません。

しかし、神経移植・脳移植の話はあまり聞きません。それはなぜでしょうか。他人の脳を移植したら、他人になっちゃうからでしょうか？ そうした倫理的問題ももちろんあり

※1 Takahashi K, Yamanaka S (2006) Induction of pluripotent stem cells from mouse embryonic and adult fibroblast cultures by defined factors. Cell 126: 663-676.
分化後の細胞から核を取りだして卵に移植することや、分化後の細胞を胚細胞（ES細胞）と融合させることで多分化能（いろんな細胞に分化する能力）を取り戻せる事実から、卵細胞や初期胚細胞には「多分化能復活因子」が含まれているとする考えは、それ以前からあったが、そうは信じない研究者もおり、信じる研究者もそんなに早く見つかるとは予期していなかった。なお、略称のiを小文字にしたのは、アップル社のiPhoneやiPadのもじりだそうだが、その後他大学でも略称の頭を小文字にするのが流行った。O大にも、建物にiFReCと大書した研究施設がある。

ます。しかし、それ以前の原理的な問題があります。それは、本書で縷縷《るる》説明してきたように、神経系は回路として働くということです。そして、その回路は経験によって築かれるということです。

血液は量さえあればいいので（本当はそんなこともありませんが、まあ当面のところは）、足せばいいわけです。水を補い酸素を運搬できるならば、フロロカーボン製の人工血液だっていいのです。心臓はポンプですから（本当はそれだけでもありませんが、まあ当面のところは）、他人のものでもいいし、人工ポンプだっていいのです。

しかし、神経細胞は、数さえあれば機能するわけではありません［※2］。移植細胞に向かって、移植を受けた側の脳から正しいプレ細胞の軸索がやってきてシナプス結合をつくるいっぽう、移植細胞は自分の軸索を伸ばして正しいポスト細胞をみつけ、シナプス結合をつくらなくては、機能しません。そう悲観的に考えてばかりいてはキリがないので、そこは遺伝子がうまくやってくれる、としましょう。では、そのシナプスの強さはどのようにして決まるのでしょうか。それは第2章02節や03節で説明したように、経験によってです。ということは、移植を受けた脳が故障を起こす前の状態をとりもどすには、故障前と同じ経験をもう一度しなくてはならない、ということになります。素敵なあの子に出会った記憶を取り戻すには、もう一度あの日に帰って、あの子に出会わなくてはならないのです。そんなことできるでしょうか？『探偵ナイトスクープ』に頼めばやってもらえますかね？幻滅しなければいいですけど。

「いや、失った記憶を取り戻そうというわけではない、人生を再出発して新しい記憶を築くのだ」ですって？　はいはい。でもね、少年時代の楽しい家族との語らいだからこそ、または「あなたは、わたしの、青春、そのもの」だからこそ、回想するに値するのであって、毎朝起きるたびに、やれ今日は腰が痛い、それ昨日はカミさんに散々愚痴られた、そんな年齢になってから、そればっかりの新しい記憶って、いったいどうなんでしょう。

※2　2018年10月、京都大学病院でパーキンソン病患者の脳に、iPS細胞からドーパミン産生神経細胞に分化させた細胞が移植された。これは、パーキンソン病患者脳で減少している中脳黒質のドーパミン細胞が、容積性伝達（「神経伝達の2つの様式」P. 83-参照）を行う細胞で、数さえあればよい（本当はそんなこともないが、まあ当面は）例外的な神経細胞だからである。乱暴を承知でいえば、徐放性（ゆっくり溶け出す）のドーパミンカプセルを線条体（黒質ニューロンの投射先）に埋め込むのと同じことだ。1982年、スウェーデンで患者自身の副腎髄質細胞（副腎にはドーパミン産生細胞が含まれる）の脳内移植が試みられた。無効だったらしいが、発想は同じである。

つむじまがりのコラム 13

へそまがりとつむじまがりの違い

広辞苑・第七版（2018）によれば、
へそまがり【臍曲り】性質がねじけていること。また、そういう人。「〜な男」。
つむじまがり【旋毛曲り】性質がひねくれていて素直でないこと。また、そういう人。偏屈。「〜な男」。

同じだな。でもちょっと違うような気もする。
へそは体の前についている。だから、へそまがりは前に向かうとき曲がる。自分で別の道を選ぶ人のことになる。つむじは体の上についている。だから、つむじまがりは上に向かうとき曲がる。権威に盾ついて曲がる。へそまがりは本人のスタイルだから他人に実害はなく出世もできるが、つむじまがりには相手があるから、ときに権威に疎まれて出世できない。

あとがき

この本の執筆動機は、四つあります。「まえがき」には、そのうち三つを挙げました。四つ目は、科学エンターテインメントを書きたいということです。これには、私の所属する（した）大阪大学生命機能研究科の同僚には、その道の名人がおられます。仲野徹博士は、細胞分化研究の第一人者で、日本を代表する基礎医学研究者のお一人ですが、『生命科学者たちのむこうみずな日常と華麗なる研究』（河出文庫、２０１１）、『こわいもの知らずの病理学講義』（晶文社、２０１７）などの著書で、基礎医学がエンタになることを、実証しました。近藤滋博士は、生物の形態形成研究の第一人者で、やはり日本を代表する発生学者のお一人ですが、「細胞工学」誌の連載『こんどうしげるの生命科学の明日はどっちだ』や『波紋と螺旋とフィボナッチ』（学研メディカル秀潤社、２０１３）で、発生学やパターン形成の物理学が立派なエンタになることを、示してくださいました。

もちろん過去には、寺田寅彦や中谷宇吉郎、平田森三などの先達が、科学的思考の大切さと科学知識の面白さを、社会に向けて発信してきました。しかし、現代の人々、とくに若者にとって、寅彦や宇吉郎を手に取ること自体が、すでに高い高いバリアーです（今だって、読んだらメッチャ面白いんですが）。今求められている「面白さ」は、当時のそれとは違うんですね（残念ながら）。だから、今の私たちは、今の科学エンタを提供しなくちゃならない。なーんて大げさなことではないんですが、まあ、それに近い。

かくいう私も『実況《ライブ》・料理生物学』（大阪大学出版会、2011、文春文庫2017）、『お皿の上の生物学』（築地書館、2015）で、料理を題材にして、科学エンタに挑戦しました。だけど、これは少しズルかった。食や料理という題材には、もともとエンタ性があるんですね。だから、テレビに食レポ番組は多いし、人気食べタレもいるわけです。つまり、多少受けたとしても、それは題材の力によるものであって、私の力ではありません。私としては、仲野博士や近藤博士のように、自分の研究で、科学エンタを書きたかったのです。

さーて、書き始めてすぐに、それはとても難しいということがわかりました。研究者は、他人のテーマはどうあれ、自分の研究を笑いにできないんですね、なかなか。自分を客観視しなくちゃいけないからでしょう。それに、エンタなんだからギャグばっかしで科学はいいかげんでよい、というのでは意味がありません。科学の水準は保ちたい。それに、自分が30年以上人生をかけてきた脳研究なんですから、私なりの脳「観」も込めたい。

そのうえ、ガラにもなく、脳は心を記述できるんだろうか、人間の脳は人間の心を理解できるんだろうか、なんて考え込んだりもしてしまいました。そこで一首。

反常的《つむじまがりの》神経科学　古捨《ぷらすて》詩亭《してい》　玉璞《ぎょくはく》

軽思執紙筆　けいししてしひつをとり、
重想学叢深　かさねておもうがくそうのふかきを、
孰本機耶作　いずれかもとなるきかさくか、
果能脳解心　はたしてよくのうはこころをかいするか。

軽い気持で執筆を始めたけれど、甘かった。先哲の学理の深さに何度も軽挙を自責することになった。いったい「脳＝機＝しくみ」と「心＝作＝はたらき」と、どちらが本質か。脳があって心が生まれるのか、心があって脳をわかるのか、はたして脳は心を理解できるか。（五絶平起平声侵韻深心、古捨詩亭・玉璞は、私の亭号・字）

お粗末さまでした。なお、本文中の人名については、故人については、歴史上の人物として敬称を略させていただきました。現在もご活躍中の方々には、敬称を略しませんでした（何がどう巡って、いいことがあるかもしれませんので）。

本書で紹介した私の研究室の知見は、一つ一つの結果に関する論文の書誌情報は多数になるので省略しましたが、いずれも冨永恵子博士の着想と努力と学生指導に大きく依存するものです。

また、本川達雄博士、仲野徹博士、近藤滋博士には多くのインスピレーションをいただきました。

さらに、この本がなんとか形になるまでには、晶文社の安藤聡さん、出原日向子さんに、大変お世話になりました。イラストレーターのはしゃ様には、私の度重なる細かい注文に対応していただきました。

皆様に篤くお礼申し上げます。

2020年5月

著者

小倉明彦　おぐら・あきひこ

大阪大学大学院生命機能研究科脳神経工学講座教授（現在名誉教授）。理学博士。

専門は神経生物学（記憶の成立機構についての細胞レベルの解析）。1951年、東京都生まれ。

1975年、東京大学理学部生物学科卒業。1977年、同大学院修士課程動物学専攻修了。

1977-1979年、西独（当時）ルール大学生物学部研究員。

1980年、三菱化成生命科学研究所研究員。1993年、大阪大学理学部教授。

著書に『実況・料理生物学』（大阪大学出版会／文春文庫）、

『お皿の上の生物学』（築地書館／角川ソフィア文庫）、

共著書に『記憶の細胞生物学』（朝倉書店）、『芸術と脳』（大阪大学出版会）、

共訳書に『ニューロンの生物学』（南江堂）など。

趣味は、料理でいたずらをすること、自作の漢詩を他人に押しつけること。

つむじまがりの神経科学講義《しんけいかがくこうぎ》

2020年6月 5 日　初版

2020年7月20日　2刷

著　　者　小倉明彦

発 行 者　株式会社晶文社

東京都千代田区神田神保町1-11　〒101-0051

電話 03-3518-4940（代表）・4942（編集）

URL http://www.shobunsha.co.jp

印刷・製本　中央精版印刷株式会社

© Akihiko OGURA 2020

ISBN978-4-7949-7176-0 Printed in Japan

JCOPY 〈（社）出版者著作権管理機構 委託出版物〉

本書の無断複写は著作権法上での例外を除き禁じられています。

複写される場合は、そのつど事前に、（社）出版者著作権管理機構

（TEL:03-3513-6969 FAX:03-3513-6979 e-mail: info@jcopy.or.jp）の許諾を得てください。

<検印廃止>落丁・乱丁本はお取替えいたします。

好評発売中

身体的生活　佐藤友亮 著

結婚、進学、就職、起業……未来を完全には予測できないことがらや、あらかじめ正解がない問題と向き合うとき、どうしたら合理的な判断ができるのか。そのよりどころとなるのが身体感覚。心理学者・チクセントミハイの「フロー理論」の解説を通じて、身体の感覚を磨き、より豊かな人生を送るための知恵を伝える思索的エッセイ。

こわいもの知らずの病理学講義　仲野徹 著

医学界騒然！　ナニワの名物教授による、ボケとツッコミで学ぶ病気のしくみとその成り立ち。大阪大学医学部の人気講義「病理学総論」の内容を、「近所のおっちゃんやおばちゃん」に読ませるつもりで書き下ろしたおもしろ病理学講義。脱線に次ぐ脱線。しょもない雑談をかましながら病気のしくみを笑いとともに解説する、知的エンターテインメント。

（あまり）病気をしない暮らし　仲野徹 著

「できるだけ病気にならないライフスタイル」を教わりたい、という世間様の要望に応えて、ナニワの病理学教授が書いた「（あまり）病気をしない暮らし」の本。病気とはなんだろう、といった素朴な疑問から、呼吸、食事、ダイエット、お酒、ゲノムと遺伝子、がん、感染症、そして医学や研究についての雑談まで、肩の凝らない語り口で解説。

人類のやっかいな遺産　ニコラス・ウェイド 著　山形浩生、守岡桜／訳

なぜオリンピック100m走の決勝進出者はアフリカに祖先をもつ人が多く、ノーベル賞はユダヤ人の受賞が多いのか？　ヒトはすべて遺伝的に同じであり、格差は地理や文化的な要因からとするこれまでの社会科学に対する、精鋭科学ジャーナリストからの挑戦。最新ゲノムデータを基に展開する、遺伝や進化が社会経済に与える影響についての大胆不敵な仮説。

科学の落し穴　池内了 著

地球温暖化がすすむとヨーロッパが寒冷化するってほんとう？　地震予知はなぜできない？　科学にまつわる話題や事件が毎日のようにメディアをにぎわせている。それらはいったいなにを指し示しているのだろう。最先端の科学情報にふれながら、毎日の暮らしのなかで科学的なものの見かたをやしなっていくために役に立つエッセイ集。

検診で見つかるがんの8割は良性がんである　渡辺泱 著

「早期診断・早期治療」は必須の対策ではない。そんな衝撃的な事実によって、がん治療の常識が変わろうとしている。「病気のがん」と「病気とは言えないがん」をどう見極めるか。世界で初めて前立腺検診を開始し、がん検診普及に長年尽力してきた著者による、過剰診断時代における「意図的監視」の効用とがん予防の最前線を伝える啓発書。